腸が変われば人生が変わる！

食事と薬と健康の話

薬剤師 小林 位郁心《いくこ》

Ikuko Kobayashi

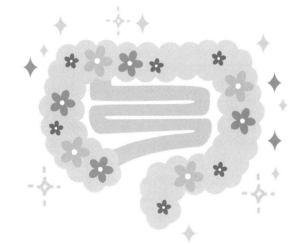

三和書籍

はじめに

私は、薬剤師として、長年、病院や薬局で調剤の仕事をしてきました。

「こんなにたくさんの薬が、本当に必要なんだろうか?」

疑問に思いながらの毎日でした。

ある時、薬局の待合室でそっと私に話しかけてくるお母さんが、いらっしゃいました。「もう何年もアレルギーの薬を飲んでいるのですが、こんなに長い間飲み続けていいのかと、心配になります。何か自分でもできることはないのでしょうか?」と。

薬で病気は根本的には治せていないのにと、ずっと疑問に思いながら調剤をしていた私は、調剤をするのも薬剤師の仕事ですが、薬を減らし、いずれは薬を服用しなくてよくなるようにアドバイスし、サポートしていくのも、また、薬剤師の仕事ではないかと思うようになりました。

今、私は、「ヘルストランスレーター」としていろんな所でお話をさせて頂いています。

ヘルストランスレーター？

何？

ご存知ないのは当たり前です。

私が考えた名前だからです。

ヘルスは「健康」、トランスレーターは「翻訳家」、そう、「健康の翻訳家」です。

私は、いつもこう思っていました。

「健康に役に立つ素晴らしい情報も、偉い先生方は、とても難解な言葉で発信されることが多く、もっと簡単な表現をすればいいのに」と。
だから、私は、外国語を日本語に　という翻訳ではなく、難解な言葉で発信された健康に役立つ情報を、分かりやすい言葉に翻訳して伝えていこうと思い、「ヘルストランスレーター」として活動しています。

私が生きて、学んで、経験してきたことをお話しすることで、「健康に」そして「輝いて」人生を送って頂くヒントを、少しでも皆様にお伝えできたら幸いです。

小林　位郁心《いくこ》

腸が変われば人生が変わる！ ― 食事と薬と健康の話 ―　目次

【第二章】　人生から学んだ私のひとり言

【第三章】いっこさんの何でも相談室

第一章　腸と薬と健康の話

腸に首ったけ

私は、今、七十歳。
遅ればせながら、四十代後半ごろから、生まれて初めてあるアイドルの追っかけをし、それはそれは、たくさんの元気を貰ってきました。

そんな私が今、夢中なのは「腸」です。
腸の話が聞けるなら、学べるなら、どこまでも行きます。
そう、「アイドル」ではなく、私は、「腸」の「追っかけ」になったのです。（笑）

性格を変えないと死ぬよ!!

私が、二十代後半のある日、起き上がれないほどに体調が悪くなり、いくつもの病院をめぐりました。

しかし、どこに行ってもハッキリした病名は分からず、対症療法（病気の原因に対してではなく、症状を軽くするための治療）として、下痢止め、痛み止めが出るだけ。いっこうによくならない私が、たどり着いた町の、小さな診療所の先生がひと言、

「君ね、今は病気というわけじゃないけれど、その性格を変えないと、そのうち死ぬよ」と。

何？　何？　わけが分かりません。

私の性格と、死ぬこと、何の関係があるの？

でも、どの病院の先生も何も言ってくれなかったのに、このおじいちゃん先生だけが、「性格を変えろ」という答えをくれたのは事実です。


幼い子どもを残して死ねない。

藁《わら》にもすがる思いで、その日から、性格を変えるための日々が始まりました。


性格を変えるなんて無理、性格なんて生まれつきのものなんだから無理。

「でも、変えないと死ぬんだ‼」

おじいちゃん先生のその言葉が、頭の中をぐるぐるかけめぐりました。

「何とかしなくては」と考えた私は、とにかく、今までやってきたこと、思ってきたことの正反対の行動をすることから始めました。

その時の私は、まったくわけが分からなかったのですが、今なら分かります。おじいちゃん先生の言いたかったのは、その時の私の、ネガティブな物の捉《とら》え方、受け取り方をするという性格で過ごしていたら、ストレスで腸を痛め、腸が担《にな》っている「消化吸収」「免疫力」「血液の浄化」「ホルモン・ビタミンなどの生成」「デトックス（排泄）」など、生きていく上で必要なすべてが機能しにくくなり、病気になってしまい、そのうち死んでしまう、ということだったのです。

そして、そのおじいちゃん先生との出会いが、私の人生を百八十度変えてくれる大きな転機となったのです。

腸の役割

私は、今、腸を改善して心も体も健康になり、毎日がとても幸せです。

私がいかにして腸を改善したかは後ほどお話しするとして、ここで、私の大好きな腸の役割がどんなものかを、もう少し詳しくお話したいと思います。

腸と心、腸と脳、は直結しています。

脳が動けば腸も動く、腸が動けば脳も動くのです。

腸が、一番ストレスの影響を受けやすいのです。

悲しみ、怒り、辛さ、悩みごと、などのストレスを受けると、腸が反応し、動きにくくなり、その役割を果たしきれなくなります。

心と腸は直結しているのですから。

また、ストレスを受けるとストレスホルモンが分泌され、細胞にダメージを与え、血圧や血糖値が上昇し、活性酸素（ほとんどの病気の原因と言われている）を増やし体の不調を呼び起こします。


昔から「病は気から」「ストレスが、病気の引き金になる」と、言われる由縁《ゆえん》ですね。


私は、幼いころから、いつも下痢をしていました。

そのころは、まだ病名すらなかったかも知れませんが、今でいう「過敏性腸症候群」だったようです。

小さなことにクヨクヨ、人の目を気にし、イヤなことや悩みをずっと引きずり、思い出してはまた悩む。
その度に、腸を痛めて下痢、冷たい物や、油っぽい物を食べては下痢、物心ついた時から四十数年、ずっと下痢止めの薬とともに歩んだ人生でした。
体質は治らないと、勝手に決めつけて諦めていましたから。

そう、おじいちゃん先生がおっしゃったように、私のこんなネガティブな性格が腸を痛めつけていたんですね。

皆さん、腸って本当に大事なんですよ。

前置きが長くなりましたが、その腸の役割には、主に次の五つがあります。

① 消化吸収
人間の体はすべて細胞でできています。

そして、その細胞の材料となるのは食べた物です。

私たちの体は、食べた物以外でできている物は、何ひとつありません。

家を建てる時も、木材やセメントなど、家を建てる材料が必要です。材料がなければどんな家も建てることができません。

洋服を作る時も、布や糸といった材料がないと、いくらデザイナーやパタンナーがいても、素敵な洋服は作れません。

私たちの体を作るにも材料が必要です。

食べた物を消化吸収して、体の材料である大事な栄養素を、調達してくれるのが腸なんです。

②　免疫力

免疫力とは、大きく分けると、ひとつは外敵（ウイルスなど）を追い払う力、もうひとつは傷ついた細胞を修復したり、がん細胞などを攻撃する力です。

その免疫力を発揮する免疫細胞の約七割が、腸にあるのです。

世間では、ウイルスが蔓延《まんえん》すると、急に、免疫力が大事とか、この食品を食べると免疫力がアップするとか、大騒ぎします。

が、免疫力なんて、すぐにアップできるものではないと思います。

免疫細胞の材料は、主にアミノ酸・脂肪酸・ビタミン・ミネラルです。これらの材料を毎日の食事で充分に摂取することが、免疫力をアップするということになります。

だからこそ、ウイルスの被害など、まだ何もない普段から、腸のケアをし、細胞の材料を体に入れ、免疫力を高めておけば、感染症が流行しても安心できるのです。

万が一、感染しても免疫力が高ければ、発病しません。もし、発病しても軽症で済ますことができます。


その他、免疫で気になるのは、今、アレルギーの子どもたちが増えてきていることです。花粉、ハウスダスト、特定の食品など、体にとっては無害な物なのに、間違って免疫が過剰に反応してしまい、それを排除しようといろんなアレルギー症状がでてしまいます。

腸に免疫細胞の七割があるのなら、腸を元気にして、免疫が正常に働くようにすれば、無害なものに過剰に反応することもなく、アレルギーは改善していくと思います。

腸って本当に頼もしいです。

③　血液の浄化

腸の大切な役割のすべてに、腸内細菌が関わっています。

腸内細菌は、善玉菌、日和見菌《ひよりみきん》、悪玉菌があり、2：7：1のバランスが理想だと言われています。

日和見菌は、善玉菌が悪玉菌より優勢な時、体にいい働きをしてくれます。

悪玉菌が増えると有害物質を発生させ、血液は汚れてしまいます。

血液が汚れると病気を引き起こします。

悪玉菌が悪さをしないように、食物繊維や発酵食品を摂り入れ、常に善玉菌を優位にして、血液をきれいな状態にしておくことが大切です。


この腸内細菌についてもう少し詳しく……

腸内細菌は、約一千種類も存在します。

腸内細菌は、母親の胎内にいる時は存在せず、初めて細菌に触れるのは産道を通る時です。その後、出産でいきんだ際に出た大便によっても細菌に触れ、赤ちゃんはお母さんの腸内細菌を受けつぎます。お母さんの腸内細菌が、貧弱だと充分な免疫力を与えることができません。そして、生まれた後、菌は食べ物などから体内に入り定着します。

腸内細菌は、二歳ごろになると急速に増え始め、二十歳ごろまで少しずつ増えていきます。

腸内細菌が急増する幼児期に、清潔すぎる環境にすると、腸内細菌の種類が増えず、成人してもバランスが悪いままになる危険性があります。

赤ちゃんは、おもちゃをはじめ、いろんな物を舐めたり、土と触れ合うことなどで腸内細菌を増やしていきます。

何でも、除菌、除菌と神経質にならず、おじいちゃん・おばあちゃんにもたくさん抱っこしてもらい、大人のチョイ悪菌にも触れる機会を増やしておきましょう。

ある若い女性の便のビフィズス菌（善玉菌の一種）の数を調べたら、普通の人と比べて極端に少なかったそうです。

彼女は、食事を作ったことがなく、お菓子を主食に生活していたというのです。

これでは、腸内細菌のエサになる物がありません。当然、ビフィズス菌なども増えるわけもなく、腸内細菌は減り、腸の役割は果たせなくなります。そして、免疫力も低下していきます。

腸内細菌の少なくなっている若い人たちは、食事を根本的に見直し腸内細菌のエサとなる穀類、野菜、海藻類、豆類などの食品を摂り腸内細菌を増やすことが大切です。

手作りの食事で、バランスよく栄養を摂ることの大切さを、知って欲しいものです。

私たちの体は、食べた物以外でできているものはないのですから。

④ ホルモン、ビタミンなどの生成

「体は、食べた物でできている」のではなく、

「体も心も、食べた物でできている」のです。

そう〝心〟もです。

心の調整をしてくれる幸せホルモンであるセロトニンや、やる気ホルモンであるドーパミンを作ってくれるのも腸です。

これらのホルモンを、腸がちゃんと作ってくれれば、落ち込んだ時も、やる気がなくなった時も、心の調整をしてくれます。

これらのホルモンの材料も食べた物です。

だから、〝心〟も食べた物でできていると言えるのです。

例えば　ストレスいっぱいの中で、日々生活していた男性がいました。彼はとうとう心を病んでうつ病と診断され、もっと強い精神安定剤が欲しいとお願いした時、医師から「薬を飲み続けるだけでは治りませんよ。食事の改善をしてみましょう」とアドバイスされました。

腸にいいと言われるバランスのいい食事を心がけ、ゆったりした時間を増やしていった結果、腸が活発に働き、セロトニンの分泌が正常になり、気持ちが沈みそうになりかけてもホルモンのバランスが調整され、うつ病が改善していったのです。

こんな話もあります。

アメリカの凶悪犯ばかりを収容している刑務所で、毎日ケンカが絶えず、刑務官たちは、ほとほと困っていました。そこである人が、食事のメニューを変えることを提案しました。主食は麦ごはん、野菜たっぷりのおかずにし、数か月が経ったころ、刑務所内でのケンカが半減したというのです。食物繊維をたっぷり補い、野菜などから微量栄養素を摂り入れられたことで、腸の調子がよくなった結果、ホルモンの分泌の調整ができ、心が落ち着きケンカをすることも減少したのだと思います。

このように、心のバランスにも腸の働きが大きく関わっているのです。

幸せホルモンであるセロトニンは、また、メラトニンという熟睡ホルモンにも変化します。
うつ病などの心の病気だけでなく、不眠の人も、腸の働きが正常できちんと材料が口から入っていれば、睡眠薬など飲まなくても、自分の体が作った熟睡ホルモンで、ぐっすり眠れるはずなのです。

そして、腸はビタミンBの一部や、ビタミンKなども生成してくれます。

大切なホルモンやビタミンを作ってくれる腸はありがたいです。

⑤　デトックス（排泄）
腸は、口から入ってきた物を、必要な物と不必要な物に選別し、有害な物が、血液に行かないようにブロックをして、その後、体外へ排泄してくれます。

でも、便秘になると、このデトックス作用も働きにくくなります。

便秘は、悪玉菌が増えて、腸内環境が悪くなり、腸が動きにくくなった結果起こります。

便秘は、お腹の中に、腐った生ゴミが入ったゴミ箱を抱えているようなもので、食べ物の残りカスが腐敗して、有害物質を発生させます。自分で有害物質を発生させ、血液を汚しているなんて、考えただけでもぞっとします。

また、悪玉菌が優勢だと消化管の粘膜が傷つけられ、細胞と細胞の間が緩んで、隙間があいてしまい、この腸の隙間から有害物質が漏れて血管の中に入って、血液が汚れてしまいます。

添加物をできるだけ避け、常に善玉菌のエサである食物繊維（こんぶ、わかめ、キャベツ、バナナ、なめこ、エリンギなど）を摂取して、腸内細菌のバランスをとり便秘をなくしたり、腸の隙間ができない状態にしておきましょう。

便秘について、もうひとつの注意点は、便意を催した時は、すぐにトイレに行くことを心がけて下さい。

体が、「便を出したい」と信号を送っているのに、それをキャッチせず、無視をしていると、だんだん合図を送ってくれなくなり、便秘になってしまいます。

「便秘は、万病のもと」なのです。

腸の役割、その腸に大きく関わっている腸内細菌の役割を、お話してきましたが、この大切な腸内細菌は、戦前の人々と比べて現代人は三分の一くらいになっているそうです。

これでは腸の役割も、なかなか発揮できません。

自分の腸内細菌が、多いか少ないかは、便である程度、判断できます。
便は、八〇パーセントが水分、二〇パーセントが食べカスと腸内細菌の死骸です。
便の量が多いということは、腸内細菌の死骸もたくさん含まれているということ。
それだけ多くの腸内細菌が、腸で働いてくれたという目安になります。
一日二~三回の排便で、無臭に近く、キツネ色で、水に浮く便、それが理想です。
毎日の便のチェック、とても大切なことです。

腸を元気にするには

私の大好きな腸を、元気にする方法を、まとめてみました。

①　発酵食品を摂る。
発酵食品は、腸内環境を整え善玉菌を増やします。

②　腸内細菌のエサとなる食物繊維やオリゴ糖を摂る。
腸内細菌が食物繊維を発酵させる時、がん細胞を抑制する酪酸も作ってくれます。

③　外から善玉菌を摂り入れる。
プロバイオ（体にいい影響を与える微生物で乳酸菌やビフィズス菌など）と、

プレバイオ（腸内細菌のエサ）を同時に摂り入れることが大事。

プロバイオは胃を通る時に胃酸によって死んでしまわないよう、カプセルなどに入っていて、確実に腸まで届くものを選んで下さい。

④　ストレスをためない。

脳と腸、心（ストレス）と腸は直結しているのです。

ストレスは、悪玉菌を増やし、腸を傷つけ、その結果、腸は充分な働きができなくなります。

⑤　肉などの動物性食品を摂り過ぎない。

肉は悪玉菌の好物なので悪玉菌が元気になります。

動物性食品に含まれる過剰な脂肪は、悪玉菌によって、有害な物質を発生させます。

そして、血液に入り体にとって悪影響を与えます。


これらのことに気を付けながら、日々の腸活（腸を元気にする活動）に励んで下さい。

私が始めた第一歩

さて、私の話に戻ります。

すぐに性格を変えるなどできないと思いましたが、でも、死にたくないからやるしかありません。

前述したように、今までと正反対の行動をすることに努力し、メンタルを強くするための本を読んだりセミナーに通ったりしながら、ネガティブな性格を、少しずつ、少しずつ、変えていきました。

今までの考え方を、全部変えるのです。

何度も挫折しそうになりましたが、そのたびに、「でも、私はまだ、生きてるじゃない」、「生きているだけでラッキー!!」と自分に言い聞かせながら頑張りました。


ある日、テレビで、明石家さんまさんが、自分の子どもに「いまる」と名付けると言った時、芸人仲間から、やめた方がいい、友だちから「おまる」みたいだといじめられるかもしれない、と反対されているシーンをみました。

でも、彼が、本当に「いまる」ちゃんと名前をつけたと知って、私は感動しました。「生（い）きているだけで丸（まる）もうけ」だから「いまるちゃん」本当に素敵です。

私も、ずっと「まだ、生きているじゃない」「生きてるだけで丸もうけ」と自分を励ましながら、頑張ってきたんですから。

性格を変えるなんて難しいことですが、最後は、「開き直り」です。

そう、「生きていくために‼」

いろいろありましたが性格を変える第一歩を踏み出して、十年近く努力し、随分変わることができました。

健康でいるためには

健康とは、細胞が正常に代謝している状態のことです。
私たちが、健康で元気に生きていくためには
①栄養摂取、②休養（心の休養も）、③運動、これら三つの生活習慣が大切です。
どの一つが欠けても、健康を手に入れることは、できないのです。
三つのバランスが整った時、人は、心身ともに健康でいられるのです。
私は②番の休養、特に心のストレスの部分のケアはできつつあったのですが、①番

の栄養摂取の部分が、全然足りていなかったのです。

私はあまりにも無知でした。

毎食手作りで、栄養のバランスも考えているつもりだったので、栄養は充分足りていると思いこんでいたのです。

しかし、「野菜は、昔と比べて五分の一、十分の一の栄養素しか含まれていない、ということ」

「添加物や、大気にも有害な物質が蔓延していて、それらに対応するために、より多くの微量栄養素（ビタミン、ミネラル、アミノ酸など）が必要だ、ということ」

「ビタミンなどの単品摂取は、吸収効率がよくない、ということ」

「体で作ることができず、毎日の食事から摂取しなければならない必須栄養素といわれるものが、四十七種類もあるということ」

知れば知るほど、驚くことばかりでした。

栄養素についてもう少し詳しく話しましょう。

例えば、カルシウムという栄養素を働かせるには、マグネシウム、リン、ビタミンB群、ビタミンC、必須アミノ酸、などたくさんの栄養素が、一緒に存在することが必要です。

また、βカロチンは、抗がん作用があるというので動物実験で、βカロチンだけを投与しても、あまりよい結果が得られなかったのに、人参（βカロチンが豊富）を丸ごと食べさせ続けたら、ニンジンの中の他の栄養素と一緒に存在することで、大変いい結果が出たという例もあります。

このように大切な栄養素は、バランスよく他の栄養素が、一緒に存在してこそ、力を発揮できるのです。

そう、栄養素はチームで働くのです。

では、どうすればバランスのいい栄養素がとれるかと、模索《もさく》していたそんな時に私は、図書館の隅っこに、ひっそりと存在していた古ぼけた一冊の本を見つけました。「奇跡の食品」、それが本のタイトルでした。たくさんの素晴らしい食品の中で、私をくぎづけにしたものは「花粉症から救ってくれる花粉」というページでした。

一気に読みました。

花粉って食べる物だったんだ。
こんな食べ物が、この世の中にあったんだ。
それが、正直な感想でした。

私のいつもの癖で、花粉のことがもっと知りたいと、花粉に夢中になり調べ尽くしました。

「花粉はポーレンと呼ばれ、クレオパトラの時代から用いられ、今ではパーフェクトフード（完全食品）として各国で愛用されていること」

「多くのタンパク質や、ミネラル、ビタミン、その他の栄養素が含まれていること」など、ひとつの食品で、こんなにもバランスのとれたものがあるなんて……衝撃でした。

ビタミンアドバイザーでもある私は、市販されている、どんなマルチビタミンよりも、強力な物があったんだと、感動しました。

その日から、私は花粉の虜《とりこ》になったのです。

ここでいう「花粉」は、風で運ばれる花粉ではなく、蜜蜂が集めてくる花粉ダンゴのことです。

時を同じくして、友人から、アロエベラのジュースと、プロポリスが伝わりました。その時の私は、アロエは下剤だという認識しかなく、薬科大学でも、生薬の緩下剤《かんげざい》として学びました。

万年、下痢をしている私に、下剤なんかを勧めるのかと、一瞬、戸惑いましたが、念のために調べてみることにしました。

何とアロエベラのジュースは、薬ではなく、下剤としてのアロインという成分を除去することで、食品として認可されていたのです。

これもまた、調べれば調べるほど、素晴らしい食品でした。

アロエベラは、多種類の微量栄養素を含み、「美肌効果」、「消化作用」、「殺菌作用」、「血糖降下作用」、「肝臓の働きを助ける」、「解毒作用」などその他にもたくさんの働きがあります。

そして、何よりも腸内細菌にとって欠かすことのできない食物繊維が、豊富に含まれていたのです。

腸が喜ぶこと間違いなしですね。

アロエベラには、動物性食品にしか含まれていないといわれているビタミンB_{12}も含まれているということにも驚きました。

ベジタリアンの人たちはビタミンB_{12}が不足しがちですが、アロエベラは補うことができるのです。

プロポリス、これも天然の抗生物質との別名があるくらい、今では広く知られていて、多種類の栄養素を含んだスーパーフードです。

私が、毎年通っているセミナーでも、近年、多くのお医者様たちが、自分の治療法とプロポリスを併用することで、より治療効果が出やすいと、報告しておられます。

また、プロポリスや、他の補助食品によって栄養状態がよくなると、薬の効果が出やすくなり、少ない薬の量で、結果が出るというお話も聞きました。

プロポリスは抗菌作用もあり、感染症などの予防にも強い味方になってくれます。

さらに、多くの病気の原因である活性酸素をやっつけてくれる抗酸化力にも優れています。

メンタルと栄養素の合体

十数年かかって、心の捉《とら》え方を変え、ストレスの受け取り方を変えていく努力を続けてきた私のところへ、「ポーレン（花粉）」「アロエベラ」「プロポリス」という最強のスーパーフードたちが、やってきてくれたのです。

そう、心を変え、腸の負担を軽くしていた私の体に、素晴らしい細胞の材料が、やってきたのです。

もし、クヨクヨ、メソメソ、いつも心配ばかりしていた私のままでいたなら、この三つの食品が、伝わってても、きっと受け取れず、もしとり入れたとしても、結果は出にくかったかも知れません。

でも、絶好のタイミングで、やってきてくれたのです。


四十数年、続いていた下痢が、そう簡単に治るとは思っていませんでした。

ちょっと試すつもりで、このスーパーフードを愛用し始めたのですが、半年たっても結果らしきものを実感できなかったので、「もう、やめようかしら」と言った私に主人がひと言、

「でも　いつもの発作が少なくなったんじゃないか？」と。

私は、年に数回、発作（私がそう呼んでいただけですが）がありました。

一晩中、何度も何度もトイレに通うのです。悪寒《おかん》がして、脂汗《あぶらあせ》が出て、夏でもぶ厚い布団にくるまって、嵐が通り過ぎるのを待ちます。

そして、腸が空っぽになった後、疲れ果てて眠りにつき、翌日一日絶食をしたら日

常に戻るというパターンで、一件落着。

私の中では、これがずっと当たり前のことだったので、あまり気にならなかったのですが、ずっとそばで見て心配していた主人は、その発作の回数が少なくなったことに気づいたのです。

ではもう少しと、続けてみた結果、万全の体制で豊富な栄養素を受け入れてくれた私の腸は、少しずつ改善していき、一年後には、まったく下痢とは無縁の、平和な日々を迎えていました。四十数年、下痢止めの薬と共存し、どこに行っても、最初にトイレの場所を確認していた私が、そんな生活から脱出できたのです。

かき氷

腸が元気になった私は、五十歳になろうかという時に、「毎晩、かき氷を食べる」ということにチャレンジしました。

主人が、一生懸命かき氷を食べている私を見て、何故そんな子どもじみたことを、と不思議そうな顔をしていたのを思い出します。

子どものころから、冷たい物を食べるとすぐに下痢をするのが心配で、かき氷も満足に食べられなかったのです。青春時代もみんなとソフトクリームを買っても、そっとカップの上の部分を捨て、少し残ったものを食べる、そんな日々でした。

だから、かき氷を続けて食べてみたらどうなるのか、試してみたくなったのです。一週間ほど、毎晩、食べ続けてみましたが、何とまったく下痢をしないではありませんか。どんなに嬉しかったことか。

冷たい物が食べられる、そんな小さなことが私にとっては本当にうれしいことだったのです。

この感動は、決して本人にしか、分からない感覚だと思います。

この小さな挑戦は、私にとって、忘れられない大切な思い出となりました。

青春時代も、腸を冷やさないように、夏でも毛糸の腹巻をし、どこに行ってもトイレを探し、下痢止めを肌身離さず持ち歩いていた私。

長距離バスに乗る時は、二日前から絶食して、トイレに行かなくていい状態にしてからバスに乗っていた私（当時は、バスにトイレがついていませんでした）。

そんな私が、下痢をしなくなったのです。

そこから私の腸は、どんどん栄養を吸収していき、

「青白かった顔色もバラ色に」

「疲れやすかった体も疲れ知らずに」

「マイナス思考が、まだ少し残っていた心も、栄養との合体で、どんどん前向きに」

なっていきました。


このスーパーフードたちは、三つだから三倍ではなく、相乗効果で六倍にも九倍にも、イヤそれ以上の力を発揮してくれたのです。

ふたつの人生

五十歳までの私の人生と、五十歳から今までの二十年間の私の人生は、まったく別の人生を生きていると言っていいくらいに、激変しました。

人見知りで（今の私は、こんなにお喋《しゃべ》りですが）、いつも自信がなくて、後ろへ後ろへと下がっていた私が、今は、大勢の方々の前で、健康のお話をさせていただいています。

何にでもチャレンジしようという意欲もあります。

「私なんか……私なんか……」とイジイジ思っていた私が、毎日、すべてのことに感謝できる自分になったのです。

十五年前、高校の同窓会に初めて参加した時、受付で誰も私のことを覚えていなくて、「転校生ですか？」と聞かれたことを思い出します。

自信が持てず、自己肯定感もなかった高校生の私は、顔を上げることもできず、うつむいて廊下の端を歩いていたんですから、誰も覚えていなくて当然です。

ふたりほど私を覚えていてくれた友人を見つけて、ほっとしたのを今でも覚えています。

その時はもう、高校生の時とは別人になっていましたから、もし私を知ってくれている人がいなくても、決してめげませんでしたが（笑）。

腸が変われば人生が変わる

私は、腸には人生で必要なほとんどすべてがあると思っています。

「生きていく体を作る栄養素を、吸収してくれる腸」

「外敵から守ってくれる腸」

「心が折れそうになった時、そっと慰めてくれる腸」

「勉強や、スポーツや、仕事に頑張ろうとする時に、やる気ホルモンを作って後押ししてくれる腸」

「そして、体のために役立ってくれた食べ物のカスや、腸内細菌の死骸、有毒物質を、

「一生懸命排泄してくれる腸」

人生に必要なほとんどが、腸にあるのです。
人生を生き抜くには、腸を整えることがカギとなるのです。

本当に、本当に、腸に感謝です。

よく世間では、「腸は第二の脳」だと言われます。
ひとりよがりな思いですが、私は、腸が二番手ではなく、腸が一番で、脳が二番だと思っています。
だって、腸だけで生きている生物はいるけど　脳だけで生きられる生物はいないんですから。

私は、腸が変わって、体も心も変わりました。

人生が変わりました。

腸が変われば、人生が変わるのです。

薬剤師としての私

私は、薬剤師です。

せっかくですから、少しそのお話を。

私が大学に入学したのは、五十二年も前のこと、随分、大昔ですね。(笑)

純粋な女子高生の私は、病気は、薬が治してくれるものだと信じ、猛勉強をして薬科大学に入学しました。

大学で学んで最初に分かったこと、

それは、ほとんどの薬は、対症療法だということ。

対症療法とは、病気の原因の根本を解決するのではなく、目の前の症状だけを治すこと、症状は消えても根本の原因は解決していません。

確かに、先天的な病気や感染症、緊急を要する状態や病気の時、手術の時など　薬は有難い存在です。次々に開発される薬で、今まで助からなかった命も、救われています。

でも、高血圧、動脈硬化、がん、心臓病、脳出血、肝機能障害、腎臓機能障害、生理痛、甲状腺機能障害、自閉症、学校嫌い、イライラ、アレルギー性疾患、不妊症などほとんどの病気は、生活習慣病です。これらの生活習慣病は原因である生活習慣を変えない限り、改善しないのです。

薬は、根本的には治してくれないのです。

大学を卒業した私は、薬はほとんどの病気を治さないと知りながらも、他の方法が分からず、病院で、患者さんが持って帰る山のようなお薬を調剤して、日々を過ごしていました。

皆さん、ここで、ちょっと薬について考えてみて下さい。

薬って病気が治れば、もう飲む必要のないものですよね。

でも、血圧の薬など、十年以上も飲み続けている人たちの、何と多いことか。

ずっと飲んでいるということは、何年も薬を飲んでも病気が治っていない、ということですよね。

何故、多くの方々は、薬を、ずっと飲み続けることに疑問を持たないのでしょうか。

「血圧の薬を出しておきますね。この薬とは一生のおつきあいになりますね」じゃなく、

「薬を飲む前に生活習慣を見直して、しばらく様子をみましょう」とか、「とりあえず、対症療法として薬を出しておきますが、できるだけ早く、お薬を飲まなくていいように頑張りましょうね」と言って下さるお医者様が増えることを願います。


でも、誤解をしないで下さいね。

決して薬を否定しているのではありません。


「感染症の病原菌を殺すために服薬している人」

「過去に大きな病気をして、再発を防ぐためや体を維持するために服薬している人」

「原因の分からない難病で、日常生活の質を上げるために、服薬している人」

などにとっては、薬の恩恵は計り知れません。

でも、飲む必要がないと思われる人は、できるだけ飲まないようにして欲しいと思うのです。

薬のリスク

私は、いろんな方とお話をする時、「薬のリスクとは、何だと思いますか?」と質問させていただくことがあります。

「やはり、心配なのは、副作用ですね」

皆さん、そうおっしゃいます。

確かに一番気になりますね。

一種類の薬が出ます。

必ずと言っていいほど、ふたつ目の薬として胃腸薬も一緒に出されます。

大抵のお薬は、服用していると胃や腸を痛め、下痢や便秘などの副作用をともなうからです。

また、胃薬は胃酸の分泌を抑えるので、侵入してきた病原菌をやっつけるという胃酸の役目が果たせなくなるので、他の病気を引き起こす心配がでてきます。

そこで、この胃腸薬の副作用を抑えるために、三つ目の薬がでます。

三つ目の薬の副作用を抑えるために、また、四つ目の薬がでます。

その繰り返しで、どんどん薬が増えていきます。


私が、最初に薬の副作用を実感したのは、中学三年生の時です。

卒業旅行と生理が重なると、旅行も楽しくないだろうから、生理日を変えるお薬が欲しい人は保健室へ来なさい、と保健の先生からのお知らせがありました。

私も、そのホルモン剤を飲んで、楽しく卒業旅行を終えることができました。

ところが、次の生理の時に飲んだ痛み止めの薬で、蕁麻疹《じんましん》が出てしまったのです。

今までは、飲んでも、まったく問題がなかったのに。

診断の結果、私は、ピリン系の薬を服用できない体質に変わっていたのです。

それも、たった一度のホルモン剤の服用で。


それ以来、私は診察を受ける時、必ず最初に「私は、ピリンがダメなんです」と言わなければならなくなりました。

先生は、カルテに「禁ピリン」と赤字で大きく記入されます。

この患者に薬を処方する時は、くれぐれも注意するように、ということです。

私は、先生たちにとっては、少し面倒くさい患者になってしまったのです。


たった一回の薬の服用が、体質を変えてしまうんだ。

中学三年生の私が、薬のリスクを、初めて知った瞬間でした。

私は、今の若い女性たちが、病気の治療ではなく、避妊のためだけにピルなどのホルモン剤を服用するのが、とても心配です。

女性の体への負担を考えて、男性にも思いやりを持って、協力して欲しいものです。


薬には、副作用だけでなく、他にも心配なことがあります。

例えば、ひとつの薬が処方されます。

薬は体にとって異物です。

役目を果たした後は、体外に排泄しなくてはなりません。

その時に、たくさんの栄養素が消耗されることです。


現代は、大多数の人が、「カロリーオーバーの栄養失調」という状態です。

以前は、普通の物を食べていれば健康でいられましたが、和食から欧米食になってきたころから、脂肪や炭水化物の摂取量が増え、カロリーの比率が多くなりました。

また、添加物や農薬の使用で、食品の質が変わってしまい、栄養素も大幅に低下していき、一日に必ず摂取しなければならない四十七種類の必須栄養素も、摂ることが難しくなってきたのです。

カロリーばかりが多くなり、必要な栄養素が不足する、すなわち、「カロリーオーバーの栄養失調」なのです。

食品に含まれる栄養素が少なくなり、ただでさえ足りない栄養素が、薬を排泄するために消耗されてしまうのです。

私たちの体の細胞は、毎日、少しずつ新しい細胞に入れ替わっています。

その時、材料である栄養素がたくさん必要なのに、服用している薬の排泄のために、栄養素が消耗されることで、元気な細胞を作る材料が、足りなくなってしまうなんて、バカらしいことです。

材料が足りない状態で作られた不完全な細胞は、元気がなく、うまく働けなくなって、体に不調をきたします。

その不調を抑えるために、また、薬が追加され、どんどん薬が増えていきます。

私が、どこに行っても「薬に頼らない人生を」とお話しているのは、このように薬が増えていくのを、心配しているからです。

病院から出された薬を、勝手にやめることはできません。

ここでアドバイスをひとつ。

以前は、先生に、お薬を減らして欲しいとお願いしたくても、素人が何を?と思われるのではないかと、心配になり、なかなか言い出せませんでしたよね。

でも今は、とても都合のいいことに、薬をもらう時に、必ず薬情書（薬剤情報提供文書）が頂けます。

これにはお薬の効能が、患者さんにも分かるように説明してあります。

そこで先生にこう言うのです。

「私はお薬のことはよく分かりませんが、読んでみると①番のお薬と④番のお薬は同じようなことが書いてありますが、同じ効果なら、どちらか一方だけでもいいのではと思ったものですから、ちょっと気になって」と。

今まで、聞きにくかったことも、薬情書のお陰で患者側から質問しやすくなりました。

私に相談に来られた方で、十三種類のお薬が半分になった方もいらっしゃいます。減った分だけ体への負担が軽くなったということです。

皆さんも勇気を出して少しでも薬を減らせないか先生に相談してみて下さい。

「私は、漢方薬を飲んでいるから、副作用の心配はないの」とおっしゃる方がいますが、漢方薬もお薬です。

くれぐれも、そのことをお忘れなく。

かならず専門の先生と相談しながら服用して下さい。

体って理解するんです

例えば、便秘薬を常用していると、腸の細胞は「この人は、薬で便を出してくれるから、自分たちは働かなくていいんだ」と認識します。

便秘薬に頼れば頼るほど、腸は、自力で便を出すことをやめてしまいます。

そして、もっと強力な薬を飲まないと、便が出ない状態になってしまいます。

睡眠薬も、また、同様に、どんどん強力な薬でないと眠れなくなります。

糖尿病の場合も、すい臓が何とか頑張ってインシュリンを出そうと努力している時に、外からインシュリンを入れると、「もう自分たちでインシュリンを出さなくていいんだ」と、頑張るのを止めてしまいます。

体って、このように、しっかり状況を理解するんです。薬に頼らず、自分で便を出し、自分でインシュリンを作り、そして、自分で眠れるようにするためにも、バランスのいい栄養を摂り入れ、体のそれぞれの細胞がその役割をしっかり果たせるようにすることが大切です。

基準値って

何故、血圧が上がるのでしょうか？

いろんな原因があると思いますが、例えば、今までずっと健康でいた人が、健康診断の結果で、「血圧が高いですね」と言われたとします。

詳しく診察を受けて病気が見つかった時は、その治療が必要です。しかし、特に病気がなく血圧の数値だけが高くなった時は、血液をスムーズに流すために、今、その圧力が必要だということなのです。

それを、薬で無理矢理下げると、末端まで血液が流れにくくなり、血液が運んでくれる栄養素と酸素を、各細胞に届けにくくなってしまいます。

手足の末端に栄養が届きにくいと、手先や足先が、いつも冷たい状態になります。

糖尿病などでも、末端に栄養が行き届かない時は、極端な場合は、足などの壊死《えし》につながります。

また、血圧を薬で無理に下げて、脳の毛細血管に酸素が届かないことが続くと、脳の一部が委縮して、認知症などを誘発してしまいます。

血液がスムーズに流れるということは、細胞に必要な栄養と酸素を運ぶという役割が果たせ、細胞を元気にするために欠かせないことなのです。

血圧は、年齢によっても、個人差によっても、基準値は違ってくると思います。

私が学生の時は、最高血圧は、年齢に九十を足せばいいと教わりました。

今は、環境や、食習慣が変わってきて、昔と同じようには考えられませんが、多少の血圧の上下に、一喜一憂する必要はないと思います。

ただし、過去に心臓や脳の血管に関する病気になったことがある人は、きちんとした血圧の管理が必要なので、くれぐれも注意して下さい。

ちょっと立ち止まって

「少し血圧が高いので、お薬を出しておきますね」と言われたら、ちょっと立ち止まって、生活習慣を見直して下さい。

食事を変え、少しの運動をとり入れ、ストレスを軽減する、よほどの大きな病気を抱えていない限り、これで血圧はほとんど正常値に戻れます。

「血糖値が少し高いですね。お薬を……」

この場合も同じです。

ちょっと立ち止まって、生活習慣を見直すこと。それが本当に大切なことなんです。

人は何故、病気になるのか

本来、人間は体がどのような状態になったとしても、正常な状態に戻そうとする力を持っています。

ホメオスタシス（恒常性維持機能）と、言われるものです。

それは、怪我をして出血すれば血を止め、血圧や血糖値が上昇すれば下げ、炎症が起これば炎症を抑え、発熱すれば熱で菌などをやっつけた後、汗を出して熱を下げる、いつも、その人の一番いい状態に保てるように働いてくれるのです。

病気になるということは、そのホメオスタシスの力が、低下しているということなのです。

いろんな悪い症状がでるということは、「何とか気づいて！」という体からのサインなのです。

最初のサインに向き合ってあげないと、体はどんどん悲鳴をあげていきます。

例えば糖尿病の場合（あくまでも生活習慣からくるⅡ型糖尿病の場合ですが）「糖尿病の入口ですね」と言われた時、ここで体のサインに向き合い生活習慣を見直した人は、すぐ改善できます。

「そろそろ、薬が必要ですね」この時もまだ戻れます。

「そろそろインシュリン注射が必要です」難しいですが、でも、生活習慣を見直し、ホメオスタシスを高めればまだ戻れる可能性があります。

ここまでのサインに向き合わず、気にしなかった人、「透析ですね……」ここまでくると戻るのが非常に難しくなってきます。

ここで考えてみて下さい。

この状態になるまでに、何度も、何度も、改善できるチャンスがあったのに無視し続けたから、どんどん病状が悪化して、改善するのが難しくなってしまったのです。

逃げずに、体のサインと向きあい、生活習慣を変えた人だけが、健康を取り戻すことができるのです。

健康相談の時に

私が、健康相談をしていて、いつも心がけていることがあります。

それは、最初に健康のことではなく、その人のいろんな悩みを聞いてあげることです。

「健康相談」イコール「人生相談」なのです。

私が五十代のころ、ＦＰ（ファイナンシャルプランナー）の資格を取るために通っていた予備校の講師の先生が、とても印象深いお話をされていました。

「私は、税理士です。でも臨床心理士の資格も持っています。ある時に、この資格は、絶対に私の仕事には必要なものだと気づいたのです。

クライアントの会社の業績がいい時は、私のアドバイスを素直に聞いて下さいます。でも、会社が不景気で倒産しかけているような時、いくら私がアドバイスをしても、その方の耳には入りません。

以来、私は臨床心理士として、その方の悩みを聞き心を楽にしてあげてから、税務相談に乗っています」と。

その通りだと思いました。

私の健康相談の時でも、心が落ち込み、自分の中に閉じ籠《こも》っている人に、栄養が必要、腸が大事と、アドバイスしても耳に入らない場合があります。

ゆっくりとその方のお話に耳を傾け、「心をほぐす」大事なことですね。

健康番組を見ていて

最近のテレビは、健康番組が、とても増えているように感じます。

皆さん、健康にはとても興味があるから、ある程度の視聴率が取れるからだと思います。

今は、ブームなのか、腸を話題にした番組も多いようですね。

そして、番組のほとんどが、この食品を摂取するととても体にいいなどと、メリットばかりが放送される傾向があります。

確かに間違ってはいませんが、その食品の摂取の仕方、とり入れてはいけない場合などの注意点も、もう少し触れて欲しいですね。

例えばビタミンAがいいと放送されると、ビタミンAのサプリメントが飛ぶように売れるそうです。でも栄養素は、チームで働くのです。ビタミンAだけ単品で摂ってもなかなか働きません。

まして合成されたビタミンAのサプリメントは、食品ではありません。足りない栄養素の補給は、必ず、自然の食品から摂るべきですね。

ただし、明らかに、一つのビタミンが欠乏したことが原因で、病気として診断がでた場合は、治療薬としてビタミン剤を、単品摂取してもいいと思います。

でも、その時も、他の栄養素もバランスよく含む食品を一緒に摂ることで、より吸収率がよくなるでしょう。

ここで、ひとつ一つはよい物でも一緒にとり入れてはいけない場合の一例をお話ししましょう。

あるおばあちゃんが、「最近、怪我をした所の血が止まりにくくなったの。病院にも行ったけど、はっきりしたお話が聞けなくて……」と。

私は、おばあちゃんと、たわいもない世間話をし、気がついたら三時間が経過していました。

そして原因が分かりました。

おばあちゃんは、お隣の人に、健康にいいからと勧められ、イチョウ葉のお茶を飲んでいたのです。

そして、以前から持病の治療のために、血液をサラサラにするお薬も、病院で処方されていました。

イチョウ葉のお茶と薬の効果が重なって、出血しても少し止まりにくくなっていたのです。

彼女は、先生に「最近、何かサプリメントとかを、飲んでいませんか？」と聞かれても、ただのお茶だと思っていたので、特に言うこともないと判断し先生には話さなかったのでしょう。

私はすぐに、イチョウ葉のお茶をやめるようにアドバイスをしました。

その人の生活状況全体を見ないと、原因を見つけにくい時があります。

今は、パソコンの画面ばかりを見て、診療される先生もいらっしゃるとか。

病気の診断には、患者さんの顔色、目の輝き、話し方、仕草、そして、日常の行動など、向かい合っての問診から読み取ることも、私はとても大切だと思います。

三分診療と言われる昨今、ゆっくり患者さんの話を聞いて下さる先生に、ホームドクター（かかりつけ医）として、お世話になることも必要ですね。

このおばあちゃんのように、お茶といえども気をつけなくてはいけません。

お茶といえば、センナの入ったお茶がありますが、センナも薬です。

過剰に摂取すれば、腸粘膜を傷つけ、炎症を起こすことがあります。

お茶といえども、内容成分によく気を配り、注意して摂り入れましょう。

たかがお茶、されどお茶です。

知識は強い味方

役に立ついい情報が入ってきても、何故よいのか、何故必要なのかが分からないと、「あっ、そうなの」くらいで聞き流してしまいがちです。

例えば、「ネガティブ思考はダメよ」と言われた時、それだけだと、「だって、性格だから仕方ないじゃない」とスルーしてしまう時でも、「クヨクヨ悩んでネガティブ思考だと、ストレスで腸を痛めて免疫力が落ちるのだ」と、ダメな理由を知識として知っていれば、何とか努力してみようと思うはずです。

ストレスがかかるような嫌な出来事があった時、その時は、確実に腸や細胞を傷つけてしまいます。

そして、そのことを、クヨクヨいつまでも引きずる性格で、後日、また、思い出しては、クヨクヨ、メソメソしたとします。

再び、ストレスで体にダメージを与えます。

実際にその出来事は起きていなくて、思い出しただけなのに。

例えば、レモンを食べることを頭で想像するだけで、実際に食べてないのに唾液が出てきますよね。

それと同じように、今、現実に嫌な出来事は起きたわけでもないのに、その時のことを、頭で想像してクヨクヨしていると、ストレスホルモンが実際に分泌されるのです。そして、腸を痛め、体の細胞にダメージを与えます。

ストレスとなる一回目の出来事は、仕方ありません。

その原因はあなた以外のことです。

でも、二回目、三回目と思い出し、ストレスホルモンを分泌させ、腸や細胞を傷つけているのは、あなた自身なのです。誰のせいでもありません。


このことを、知識として知っていれば、済んだことを思いクヨクヨしかけた時、ちょっと待てよ、自分で自分の体を傷つけるなんて、そんなバカなことはもうよそうと、思うはずです。

脳は、現実と想像の区別がつかないそうです。頭の中で想像したことを認識します。ならば、いいことを考えて脳をダマしたほうが体にとっていい影響を及ぼします。

「便秘は、ダメなのよ」と言われても、「だって体質だもん」と聞き流していた人も、腸のたくさんの役割を知り、便秘って腐った生ゴミを抱えているのと同じ状態なんだと、知識として知っていれば、何とかしようと思うはずです。

そう、〝知識は強い味方〟なのです。

ちょっと関心を持って、少し知るだけで、体も、人生も、大きく変わっていくのです。

口から食べることの大切さ

口から食べ物が入ってくれば、腸が活動を始め、脳細胞も刺激されます。

そう、腸が動けば脳も動くのです。


点滴で栄養を補給しても、食べ物が腸を通らないので腸は動きません。

したがって、脳にも刺激は伝わりません。

毎日毎日、点滴だけに頼っていては、どんどん頭がボーッとしてきます。

点滴に頼る前に、たとえ流動食になったとしても、口から入れることを最後まであきらめず、腸を動かし、脳に刺激を与え続けることがアルツハイマー病をはじめとする認知症の予防にもなります。

口から食べ物を入れて脳に刺激を与えること、大切なことですね。

現代社会は、病気になる原因だらけ

「昔はよかった」と、よく年配の方がおっしゃいます。本当にその通りだと思います。現代は、空気や水が汚れ、食品は添加物だらけ、野菜は栄養素が少なくなり、放射能は拡散、ストレスの原因になる騒音や、時間に追われる忙しい生活、電磁波、ジャンクフードの蔓延《まんえん》など、病気になる要因を、数え上げればきりがありません。

農薬を散布したり、シロアリなど害虫の駆除のために使用された薬剤は、土壌に残り、土を汚します。その土で汚染物質を含んだ野菜が育ちます。

また、汚染物質は雨に流され、川から海へと流れ、魚や貝、海藻にも広がります。

加工食品の場合も、加工の過程で栄養を失うばかりか、防腐剤、人工調味料、甘味料、香料、乳化剤、漂白剤、着色料等々、たくさんの添加物が使用されます。

添加物の中には、カルシウムと結合して体外に排出してしまう物や、その他、体に悪い影響を与える物がたくさんあります。


でも嘆いてばかりいても仕方ありません。

私たちは現代に生きているのです。


ではどうすればいいのでしょうか?

自分で防御するしかないのです。

体の各器官を強くし、自分で解毒・排泄し、もし、それらで細胞が傷ついても、自分で治していくしかないのです。そう、免疫力を高めるということです。

免疫力を高め、各器官を正常に働かせ、代謝を高めるためには栄養豊富な食品を摂り、四十七種類の必須栄養素を、口から毎日入れ続けるしかありません。

でも、今の食品や野菜には栄養素が少な過ぎ、細胞は元気が出ません。

そこで、大事な栄養素を補うためには、健康補助食品といわれる物が、必要となってくるのです。

健康補助食品と自然食品、そして必要性

テレビの通販番組でも、健康食品といわれるものが花ざかりですね。

・健康食品の中でも健康補助食品といわれるものが重要で、不足しているビタミンやミネラルなどを補うものです。

・健康補助食品を選ぶ時は、自然食品といわれる人工的に加工をせず、化学肥料を使用していないものにしましょう。

何故、こんなに健康食品が氾濫しているのでしょうか?

それは、必要だからです。

体内では作ることができず、毎日、毎日、口から摂らないといけない栄養素が、四十七種類もあるのです。

ところが今の野菜には、栄養素の含有量が少な過ぎます。

野菜の成分含有量を五十年前と比較してみると、栄養素が五分の一～十分の一となっているものもあります。ならば、きちんとした食事をした上で、さらに健康補助食品で補うしかないのです。

問題はその選び方です。栄養素を補うために選んだ健康補助食品が、添加物だらけだったら、何の意味もありません。

豊富な栄養素を含んだ天然、自然の食品で、補うことが大切なのです。

毎日毎日、ずっと必要なものです。

長期間続けていくには、合成されたサプリメントは、私はお勧めしません。

健康補助食品を選ぶ時の条件は、

① 昔から愛用されてきた安心なもの
② 人の手で加工されていない自然のもの

です。

最近、いいかも知れないと言われるものでも、十年後、二十年後、三十年後にどうなるかまだ分かりません。
安心して愛用するには、長い期間人々に愛用されてきたものを選びましょう。

加工されたものは、合成する過程で化学薬品を使用します。その時、何か不都合が生じる可能性があります。

故に、加工されない、自然そのままのものが安心です。

だから私は、何千年も前から食品として利用され、加工をほとんどしていない、自然そのままの食品であるポーレン（花粉）、アロエベラジュース、プロポリスを選んで愛用しているのです。

お医者様は、健康補助食品などを愛用し始めて、体調がよくなった、と聞いてもエビデンス（証拠）が欲しい、とよくおっしゃいます。

私は、体験がエビデンスだとお答えします。

新薬を開発する時、薬の構造式や製造方法の資料とともに、治験者（薬を試す人）を集めて、どれくらいの量で、どのような結果がでるのか、どんな副作用があるのかを、血液検査などをして、集計をし、数値化したものも学術的エビデンスとなるのです。

ならば、「薬の場合の治験者」イコール「食品の場合の体験者」だといえます。
愛用者の体験そのものがエビデンスなのです。
体験に勝るものはない、私は、そう思います。

天然由来という言葉にだまされないで

よく新聞などの健康食品の宣伝で「天然由来」と、大きく書かれていることがあります。

天然という字を見ると、体によさそう、安心なものと、感じてしまいがちです。

でも勘違いしないで下さいね。「天然」と「天然由来」は違います。

天然由来とは、自然から採れる物を原料として生成されたもの、という意味です。

確かに原料が石油というよりは、少し安心かも知れません。

でも、原料は自然のものであっても、それからたくさんの薬品を使い、化学合成をして製品を作っているのです。

純粋な自然食品ではないのです。

たくさんのビタミン剤が入ったピルケースを見せて、「これはビタミン剤だからいくら飲んでも害がないのよ」と言っていた若者がいましたが、大きな間違いです。

野菜や、果物など、自然の恵みを食べ続けても、何の害も及びませんが、たとえ原材料が自然のものであっても、人工的に合成されたものは、長期間飲用することによって、弊害がでてくる可能性がないとはいえません。


本当の意味での自然食品を、補助食品として選びましょう。

自律神経って？

自律神経によって、私たちの体はコントロールされています。

自律神経には、交感神経と副交感神経の二つがあり、交感神経は、活動している時や昼間に活発に、副交感神経は、安静時や夜に活発になります。この二つのバランスが崩れ、交感神経が優位になった時に、病気になりやすくなるといわれます。

現代の日常は、不規則な生活、睡眠不足、ストレスなど交感神経ばかりが活発になりやすい環境です。

自律神経のバランスを崩さないよう、少しでも時間を見つけて、大きな呼吸で酸素をいっぱい吸い込み、頭の中を空っぽにし、一日の終わりには、お風呂にゆっくり入り、心身ともに温め、穏やかな時間を過ごす。そして、ゆったりとした気分で眠りにつく。

そんな体と心をリラックスさせる副交感神経を活発にする時間がとても大切です。

「急に」ではない

昨日まで元気だったのに、「急に倒れてしまった」とよく聞きます。

私の父もそうでした。

でも、「急に」ではないのです。

原因となる悪い生活習慣が、少しずつ、少しずつ積み重なって、その結果、ある日突然倒れてしまうのです。


そう、今日の体の状態は、自分が選択してきた過去の結果なのです。

では「急に」とならないためにはどうすればいいのでしょうか。

それには、自分の大切な体を、日々、メンテナンスしていくことが、何より大事なのです。

車も、日々の点検、メンテナンスを細目《こまめ》にしていれば、長期間動いてくれます。

それと同じです。

自分の体も、日々メンテナンスしていれば、元気で寿命を無事に全うできるのです。

体のメンテナンス、そう、もう皆さんもお分かりですよね。

生活習慣である、栄養摂取、休養、運動、この三つに向かい合うこと、イコール体のメンテナンスなのです。

温泉療法

温泉で療養するというのは、西洋ではローマ時代から、そして、日本では神話の時代からあったようです。

私は、常々、この温泉での療養は素晴らしい方法だと思っています。

まず、免疫力が上がる効果です。体温が一度下がると免疫力が約三〇パーセント低下するといわれているので温泉で温まり、体温を上げることで免疫力をアップすることができるのです。

次はリラックス効果です。

皆さん湯舟に入った時、「アーっ、気持ちいい」と、思わず声が出てしまいますね。心がゆったりして、副交感神経全開で、自律神経のバランスが整います。交感神経と副交感神経のバランスが整えば体調はよくなります。腸を働かせ、排便を促すのも副交感神経です。スムーズに排便できることで、腸にたまった、有害物質も排泄してくれます。

副交感神経を活発にするリラックス効果、とてもいいですね。

また、温泉地というのは、自然に囲まれた緑いっぱいの山の中や、海が見える場所など、のびのびできる環境にあります。この幸せ感が免疫力を高めます。

このような環境で過ごすことで、日々、さらされていたストレスからも解放され、体中の細胞が歓喜し、また、免疫力を高めます。

食事も、地元でとれた魚や、新鮮な野菜、体に染み渡ります。

温泉療養、本当にお勧めです。

活性酸素

〝活性酸素〟よく聞く言葉ですね。

体に入った酸素がより反応性の高い化合物に変化した物ですが、この活性酸素が体を錆《さ》びさせ、いろいろな病気の原因となることが、分かっています。

活性酸素が過剰になると、がん細胞が増殖したり、動脈硬化を誘発したり悪さをします。

活性酸素を増やす原因となるタバコ、紫外線、アルコール、ストレスなどを、できるだけ避け、抗酸化物質（活性酸素を抑える物質）といわれる食品を摂取しましょう。

抗酸化物質には、

- ポリフェノール（赤ワイン、ブルーベリー、緑茶、ココア、しょうが、コーヒー、ハーブなどに含まれる）
- カロチノイド（緑黄色野菜やマンゴー、パパイア、海藻類などに含まれる）
- エルゴチオネイン（キノコ類などに含まれる）

などがあります。

これらは、いわゆる今話題のフィトケミカル（植物が外敵から守るために作り出した色素や香りや苦み）といわれるものです。

私が、愛用しているスーパーフードにも、豊富なフィトケミカルが含まれています。その他、プロポリス、酵母、地中から湧き出た水などにも、抗酸化作用があると言われています。

細胞は入れ替わっている

細胞は、毎日、少しずつ入れ替わっています。

もし、病気との診断を受けたとしても、その後、毎日毎日入れ替わっていく細胞に完璧な材料を口から入れてあげれば、少しずつ元気な細胞になっていくのです。

ならば、細胞が入れ替わった体の状態で、再度診察を受ければ、診断は前の診断結果と違ってくるはずです。

以前の体と、細胞が入れ替わった後の体は、明らかに違う細胞になってきているのですから。

私は、ずっと「腸が大事、腸が大事」と言ってきました。

私の話を聞いて、「自分は腸の病気をして、大きな手術をしたから、ダメなの？」とがっかりする人もいらっしゃるでしょう。

大丈夫です。細胞は毎日入れ替わっているのですから。

決して諦めることはないのです。食事に気をつけ、今、残されている腸を大切にし、細胞の材料を、きちんと口から入れ、元気に、そして笑って楽しく日々を過ごしていけば、少しずつ元気な体に近づいていけるはずです。

また、大腸がんは、高カロリー・高脂質の食事が原因と言われています。予防するには、それらの摂取を控え、腸内細菌の善玉菌を増やすことが大切です。

いいことをとり入れ、悪いことをやめる

体のために、いいと言われることを、せっせととり入れていても、同時に、体に悪いと言われることをしていては、何にもなりません。

体にいいと思って、栄養素の豊富な食品を摂り入れていても、一方でタバコ、添加物だらけの食事、ストレスだらけの日々、そんな生活をしていればよい結果が出るわけがありません。

いいことをとり入れ、悪いことをやめる。

これが、とても大切なことです。

玄米を食べる時の注意点

玄米は白米と比べてビタミン、ミネラルや食物繊維、などが豊富に含まれている健康にいい食品であることは事実です。

しかし、どんなにいい物でも食べ方を間違えれば、かえって体に悪影響を及ぼします。

定食屋さんに入って、「玄米、炊き込みご飯、白米、この三点からどれかを選んで下さい」と聞かれることがあります。

もし、その人がトンカツ定食を注文していて、玄米を選んだとしたら、それは、もってのほかです。それは、玄米にはリンが多く含まれているからです。

人間の体は、リンとカルシウムが同じ量あることが理想で、リンが過剰になると酸性体質になり、カルシウムとのバランスが崩れ、病気になりやすくなります。

トンカツにはリンが多く含まれており、さらにリンの多い玄米をプラスするなんて、ますます体は酸性に傾いてよくありません。


玄米食を取り入れる時は、リンの多い動物性食品はやめ、カルシウムの多い小魚にし、アルカリ性食品である梅干しを必ず一緒に食べ、海藻やキノコ類、野菜、根菜類もとり入れて、玄米食が有効に活かされる工夫をすることが大切です。


玄米がいいと聞いたからと、闇雲《やみくも》に飛びつくのではなく、正しいとり入れ方をしましょう。

また、玄米は非常に消化吸収が悪い食品です。

口の中で何度も何度も咀嚼《そしゃく》して、トロトロになってから飲み込まないと、上手く吸収してくれません。

いくら栄養豊富なものでも、吸収されなければ何の役にも立ちません。

さらに、農薬や有害物質が集りやすい胚芽部分に気をつける必要があります。

玄米食をするなら、

「無農薬で大切に育てられた玄米を選び」

「必ず、小魚、梅干し、海藻、野菜、根菜類を副食としてとり入れ」

「動物性食品はやめる」

「そして、よく咀嚼する」

これらを守りながら正しく、食べて頂ければいいと思います。

低体温の子どもたち

小学生の六〇パーセント、中学生では七〇パーセントの子どもたちが三十六度以下の低体温だそうです。

人は食べた物から得た栄養素を、体の中で燃焼させることで、エネルギーを作り、それが体温となっています。

そして、自分で体温を三十六〜三十七度に保つように、調節しています。外気温が高い時は、血管を広げて放熱し、汗を出して皮膚から水分を蒸発させて体を冷やし、外気温が低くなると血管が収縮し、放熱を防ぎ、体を震えさせるなどして燃焼を高めて、体温を一定に保とうとします。

体温が一度下がると免疫力が、約三〇パーセント落ちると言われています。体温が低いということは、代謝が落ち、免疫細胞の活性が低下しているということです。では何故、今の子どもたちは低体温なのでしょうか。

それは、今の子どもたちは栄養バランスの悪い食事を摂っているのが原因で、栄養素をうまく燃焼できず、エネルギー不足になり、低体温になるのです。

低体温で免疫力の下がった子どもたちを減らすために、食べた物を体で燃焼できるように、必須栄養素を充分補うことが大切です。

また、今の子どもたちは、エアコンが普及し、生まれた時から快適な室温の部屋で過ごすことが多く、自分で体温調節などする必要がないので、年配の人に比べて汗腺が非常に少ないそうです。室温がいつもコントロールされているので、体温を調節するために汗をかく必要もなくなってきて、汗腺が減ってきたのです。

そんな子どもたちが、急に暑い中に放り出されれば、汗をかく汗腺が少ないので、体温調節ができず、熱が体の中にこもり、たちまち熱中症になってしまいます。

「低体温」「自分で体温調節ができない」など、文明の発達が、どんどん子どもたちを弱くしていっているのかも知れません。

味覚障害って？

味覚には、甘味、塩味、酸味、うま味、苦味、などがあります。

味を感じるのは、舌にある味蕾《みらい》という小さな感覚器官です。

特に苦味は、体にとってよくない物を察知する味覚です。

今この苦味が分からなかったり、味の濃い物や刺激のある辛い物を食べ過ぎて、味を感じにくくなっていたりする子どもが増えているそうです。一番大きな原因は亜鉛不足だと言われています。

ここでも、栄養をバランスよく摂取することの大切さが分かります。

味覚障害になると甘い物も甘く感じにくくなり、多量の砂糖を欲してしまいます。また、おいしく味付けされた物でも、もっと、もっと、と濃い味を要求するようになります。その結果、栄養のバランスが崩れ生活習慣病を誘発してしまうのです。

味覚障害の原因である亜鉛不足を解消するためにも、必須栄養素が豊富な食品で補うことが大切です。

更年期障害は必ずくる？

よく、「そろそろ更年期がくるから心配」とか、「更年期障害は誰もが経験すること
だから、仕方ないわね」とか聞くことがあります。
大丈夫です。
過剰な心配をする必要はありません。
その証拠に、私は、更年期障害はまったく経験していません。
更年期とは、閉経する平均的な年齢である五十歳を挟んで、前後約十年の時期をい
います。

卵巣から分泌される女性ホルモンが、この時期どんどん少なくなり、結果、閉経へとつながっていきます。

更年期に、めまい、発汗、イライラ、不眠、頭痛など不快な症状が続いたり、ホットフラッシュと呼ばれる状態（急に体が熱くなり汗が止まらなくなること）になることを更年期障害といいます。

ホルモンの低下も原因ですが、それと外的ストレス（子どもの受験、親の介護など）や、内的ストレス（自分の性格などからくるストレス）も引き金となり、症状が現れます。

女性ホルモンであるエストロゲンの役目は、女性らしさを保ったり、抗酸化ホルモン（活性酸素を除去する）の働きをしています。

エストロゲンの分泌がなくなると、それまでエストロゲンによって抑えられていた疾病が、増加してきます。

特に、動脈硬化と骨粗しょう症は、閉経と大きく関係しています。

ではどうしたらいいのでしょう。

答えは、特にコレステロールの多い食事を控えながらバランスのいい食事をすること、ウオーキングなどの運動をすること、など生活習慣を変えることです。

また、イソフラボンを含む自然由来の大豆たん白は、更年期障害ののぼせ症状を、四〇パーセント以上減少させる、という結果もでているそうです。

更年期障害は必ずあると恐れず、日々、食事など生活習慣に気を配り、毎日を楽しみながら暮らしていれば、知らない間に更年期は通り過ぎていきます。

私もまったくその辛さを経験することなく、七十歳を迎えました。

信じて決めれば叶う

脳が決めれば、細胞は、それに向かって動いてくれるって信じますか？

がんで同じステージなのに、元気になっていく人と、残念ながら回復しない人の違いは何なのでしょう。

一番大きな違いは、「自分で必ず治ると信じるか信じないか」、だと思います。

治ると信じている人は、治る方法を捜したり、情報を集めようとします。

そして、見つかると希望を持ちます。

希望を持ちワクワクすると免疫力がアップして、がん細胞をやっつけてくれます。

それに反して、どうせ治らないんだと絶望している人は、不安でいっぱい、いつも心配をしてストレスを抱え、腸が弱り、免疫力が落ちてしまい、がん細胞に立ち向かうことができなくなってしまいます。

信じて行動するか、信じないかで、どんどん差ができてしまうのです。

自分で「治る」、「治す」と信じて、決めた人がよい方向に進んでいけるのです。

「信じて決めれば、叶う」のです。

元気になっていく人と、回復しない人のもうひとつの違いは、「今までの生活習慣を、がらっと変えるか、変えないか」、です。

病気になりたくてなる人はいません。

がんになりたくてなる人もいません。

でも、今までの生活習慣で過ごしてきた結果、病気になってしまったことは否定できません。

ならば、今までの生活習慣を変えない限り、未来の体も、また、同じ結果を招いてしまうのです。

今の体は、今のものではありません。過去の生活習慣の結果なのです。未来の元気な体を作るのは、今からの生活習慣次第なのです。

「治すと信じ、決め」「生活習慣をまったく、がらっと変えた」人が、免疫力を高め、自然治癒力を高め、自分自身の力で元気を取り戻していけるのです。

第二章　人生から学んだ私のひとり言

私は、この本の出版を決めた時、単なる「健康本」ではなく、「人生のヒント」になるような本になればと思っていました。

しかし、書いていくうちに、どんどん健康に関する内容が、増えてしまっていました。

日々、健康相談を受けたり、健康講座をしているので、ついつい気になり、健康の話が多くなってしまったのです。でも、健康になる方法と、人生を豊かにする方法は、とても似ているのだから仕方ないですね。

この第二章では、人生について、生き方について、私のひとり言として、思いつくまま書いていこうと思います。そのひとり言から少しでも生き方が楽になるヒントを、見つけて頂ければうれしいです。

そして、これらのヒントから、人生をより楽に生きることでストレスが少なくなり、その結果、大切な腸を元気にすることにもつながっていくのです。

美しくいるために

皆さんは「美しい人」とはどんな人だと思いますか。

私は、その人の顔が、整っているかどうかではなく、笑顔いっぱいで内面が素敵な人が、美しい人だと思っています。

例えば私の場合、三十年前はまったくなかったのに、年齢を経た今の方が「素敵ですね」と褒めて頂くことがあります（本当に稀《まれ》にですが（笑））。

以前は、自信がないので表情も暗く、体調が悪いので顔色も青白く、下痢ばかりしているお腹をかばうために、前かがみの姿勢でした。そんな状態で笑顔などできるはずもありません。

腸を改善した私は、必須栄養素を摂取することで肌を美しくするためのコラーゲンや、ヒアルロン酸の材料を、タップリ体の細胞に届けた結果、肌ツヤもよくなり、下痢もしなくなり、お腹をかばう必要もなくなり、姿勢もよく、笑顔でいられるようになって自信もでき、褒めて頂ける自分に変われたのです。

「美しく、素敵な女性になるぞ」と心に決めて、体と心にいいことをし、腸を元気にして、日々ウキウキ楽しめば、みんな美しく輝いていけるのです。

かきくけこが大事

　ある大脳生理学の先生が、楽しく生きるためのキーワードは、「か・き・く・け・こ」だとおっしゃっていました。

「か」は〝感動〟
　感動すると脳を刺激し心を震わせます。
　可憐な花をみつけて「かわいい!!」と感動し、青空を見て「キレイ!!」と感動するなどほんの小さなことでいいのです。

「き」は〝興味〟

何にでも興味を示す好奇心を持って、一歩踏み出すと脳は刺激を受けて活発に動き出します。

「く」は〝工夫〟

つまらないと感じる日常でも、見方を変えれば、楽しさを見つけることができます。工夫次第で、日常は無限大に楽しく変わっていきます。

「け」は〝健康〟

健康でないと何もできません。

心豊かな毎日を送っている人は、免疫力があがり、病気になりにくくなります。まずは健康でいることが大切です。

「こ」は〝恋〟です。

素敵な異性に心がときめくのは、頭の活性に大いに役立ちます。

現実の恋愛をしなくても、若くてカッコいい、歌手のファンになり、心ときめかすのも、恋のひとつです。若い演歌歌手の追っかけをしているおば様方、とてもお元気ですね。

心をときめかす、いつも恋心を感じることが、人生を輝かせる秘訣なのです。

心のときめきが免疫力をあげ、がん治療にも大きな役割を果たしているといいます。

私は、健康講演会の最後にいつも、この「か・き・く・け・こ」の話をさせていただきます。

恋のお話の時は、いつも、盛り上がりますよ。（笑）

「ねばならない」なんて、ナンセンス

私はずっと、娘とはこうあるべき、妻とは、嫁とは、母とは、すべてこうあるべきと思って生きていました。

そうしなければならないもの、そうすべきものと、自分で決めつけて生きてきました。

それらの役目を完璧にこなそうと、自分で自分を縛りつけ、がんじがらめにしていたのです。たぶん、そう思って生きている女性も多くいらっしゃると思います。私の場合、そのストレスで、体も心も悲鳴をあげ、「そのうち死ぬよ」事件につながっていったのです。

同じことでも、「ねばならない」でするのではなく、心から「そうしたい」と思ってできれば、どんなにか心が楽になることでしょう。「ねばならないこと」なんてないのです。自分で思ったことに、素直に従って行動すればいいのです。

「ねばならない」に縛られずに、生きていきたいですね。

物事の捉《とら》え方

まだ子どもが小さいころ、近所の井戸端会議で、

「うちの主人、帰りが遅くて、子どもをお風呂に入れる時間に間に合わないから、手伝ってもらえないのよ」とブツブツ文句を、言っている人がいました。

そのご主人は八時ごろの帰宅、私の主人は、日が替わって、夜中の一時ごろの帰宅、子どもをお風呂に入れてもらうことなんか、最初から考えてもいませんでした。

私にとっては、主人の八時帰宅なんて、本当に羨《うらや》ましい、ハッピーなことなんですが、その方は不満だらけ、同じことでも、その人の捉え方で文句を言う対象になってしまうのですね。

こんなふうに、ひとつのことでも見方、捉え方を変えるだけで、一方は「早く帰ってきてくれてうれしい」、片や「遅くて手伝ってくれないわ」となり、まるで天国と地獄ほどの違いがでるのです。

私の主人は、結婚一年目から、結婚記念日も私の誕生日も、すっかり忘れているような人です。今までずっとですよ（最近、たまに覚えている時はありますが）。

今の若い人には、夫婦げんかの原因にもなりかねないことですが、当時主人は、とても仕事が忙しく、そんなことを考える余裕もなかったのでしょう。

でも、私、全然平気でした。

だって主人は毎日、元気で、生きて、帰ってきてくれるのですから、それだけで感謝です。

私は父が早くに亡くなったので、母のことを想うと本当に心からそう思えたのです。

たかが主人の帰宅時間、そんな小さなことでも、捉え方を変えれば、愚痴ではなく元気で帰ってきてくれることに感謝して、幸せな気分になれるのです。

こんなふうに、どんな状態でも、捉え方を変えて、幸せ気分に変換する、それが人生を幸せに生きていく秘訣だと思うのです。

人に頼ることも大切、それも優しさ

物事はバランスで成り立っています。

そのバランスが崩れた時、何らかの不協和音が聞こえるようになります。


人と人との付き合い方も、バランスがとても大切です。

私は以前、大きな間違いを犯し、友人を、傷つけてしまったことがあります。

友人の悩みを聞いてあげたり、車の運転ができなかった彼女を、いつも車に乗せてあげたり、私にとっては当然の行為で、何の負担もなかったし、彼女も喜んでいてくれるものだと信じ、相変わらずのおせっかいを続けていました。

ある日、彼女はこう言いました。

「あなたは、私をどんどんみじめにさせる人ね。あなたは、私に、悩みを相談したこともないし、私に弱い所を見せることもなかったわね。

私は、あなたにしてもらうばかり。

あなたが、私に何かをしてくれる度《たび》に、私は、あなたに対して、心の負担がどんどん増えて、みじめになっていくの」と。

思ってもいなかった言葉に、どうしていいか分からなくなりました。

よかれと思ってしていたことが、彼女を傷つけていたのです。


でも考えてみれば確かに、彼女に悩みを打ち明けたことも、何かで頼ったこともありませんでした。無理にそうしていたのではなく、ずっと人に頼らず何でもひとりでやることに慣れていたからです。そう、きっと、私はそのほうが楽だったのでしょう。

私も何か彼女に頼り、してもらっていれば、彼女の自己重要感、存在感を満たすことができて、ふたりのバランスは片寄らず、いい関係でいられたのでしょう。

人に頼って面倒をかけてはいけない、とばかり思っていた私は、頼ることは自分が助けてもらうだけでなく、その人の心を満たすことにもなるんだということを、彼女から教えてもらいました。


頼ったり、頼られたり、お願いしたり、お願いされたり、そうしてお互いの心のバランスを保っていくことが、よい人間関係を作っていくんですね。

人間の感情って、本当に奥深くデリケートなものです。

彼女のおかげで、またひとつ、大人になれた出来事でした。

先入観を持たずに生きる

何に対しても、誰に対しても、先入観を持たないこと、それが生きていくうえで、とても大切なことだと思います。

私が引っ越した時に、

「Aさんは、変わった人だから、あまり付き合わない方がいいよ」と親切に教えて下さる方がいました。

でも、実際は、Aさんは素晴らしい方で、後に私の一番の親友となりました。もし私が、変わった人という先入観で彼女をみて避けていたとしたら、こんなに素晴らしい友人になど、きっとなれなかったでしょう。

また、私は、アイドルの追っかけをしていると言いました。

以前は、追っかけなんてどこがいいのかしら、という先入観で、その人たちをなかなか理解できませんでしたが、実際、中に入ってみるとたくさんの人たちに生きる勇気とパワーを与えてくれている、素晴らしい世界でした。

どんなことでも先入観を持たず、自分で確かめて判断することが、人生を豊かにする知恵ですね。

決めつけてはいけない

以前、五十代くらいの女性が、バスの中でおもむろに飴《あめ》を取り出し、口に入れるのを見たことがあります。

「大《だい》の大人が、乗り合いバスの中で飴を舐めるなんて、お行儀が悪い人だわ」とその時は思いました。

私は、目の前の現象だけを見て、お行儀が悪い人と決めつけていたのです。

でも、それは違っていたのではと、気づかせてくれた人がいました。

その人は、糖尿病の治療をしている方で、急に低血糖状態になり、ふらつく時があるので、いつも飴を持ち歩いて、症状が出た時は転倒防止のため、すぐに飴を舐めることができるようにしているんだと教えてくれました。もしかしたら、バスの中の女性もそうだったかも知れないのです。

そんなことも気づかず、お行儀が悪い人だと決めつけていた私は、大いに反省したことを覚えています。

それ以来、人の行動には、それぞれ、その行動をする理由があるということを自覚しながら、何事も片寄ったひとりよがりの判断はせず、決めつけないように心がけています。

傷ついた細胞と不良少年・・・ソックリです

私は、添加物や、放射能、有害物質などで傷ついた細胞と、ちょっと道を踏み外《はず》しかけている不良少年は、ソックリだと思うのです。

細胞が傷ついたとしても、初期のうちに気づいて、傷が治るような居心地のいい環境（穏やかな心の持ち方、治ると信じる気持ち、体にいいバランスのいい食事）を与え続ければ少しずつ、少しずつ、傷は治っていくのです。

もし、傷ついたまま、これでもかと悪い環境（マイナス思考、添加物だらけのバランスの悪い食事、不規則な生活）の中に居続けさせたら、どんどん傷は悪化して、取り返しのつかないことになってしまいます。

片や、不良少年くん、

家に帰りたくない、居場所がない、嫌なことがあったなど、そうなった理由はそれぞれだと思います。

そんな時、黙って話を聞いてくれる暖かい居場所と、心のこもった愛情タップリの食事を与えてくれる、そんないい環境に出会えたら、きっと彼の心は少しずつ解《ほぐ》れていき、本来の自分に戻っていけるはずです。

反対に、もし、その少年に悪い大人が近寄ってきて、よからぬことを教えるような悪い環境になってしまったなら、どんどん道を踏み外し、なかなか元に戻ることはできなくなってしまうでしょう。

傷ついた細胞も、不良少年も、愛情いっぱいのよい環境に出会えれば、本来の自分に戻っていけるのです。
やっぱり、ソックリですよね。

すべてが正解

生きていると、いろいろ思うことがありますね。
「私だったら、あんなことはしないのに、あの人は何故？」とか、
「あの人は間違っているわ」とか、
「うちの子はどうして、私の言うことを聞かないのかしら」とか、
どうして、そう思うのでしょうか。
私も、以前は、何故？と思うことがたくさんありました。
でもある時、気がついたんです。
人それぞれ、想いがあり、考えがある。

自分の中では、それが正しいことと思っていることも、他の人は、まったく違うことを正しいことだと解釈している。

そう、答えなんて、ひとつだけではないのです。
みんな正解なんだと受け入れれば、他人のする行動に、何故？と心を悩ませることもありません。自分の中の正解も、他の人の正解もどちらも正解なんです。

ここにふたりの兄弟がいます。
母親が子どもを同じように叱る時、兄は最後まで話をちゃんと聞いてくれるのに、弟はちょっと話を聞いただけで、「分かった」と言ってどこかに行ってしまいます。
母親は、兄と違って、弟は何故言うことを聞いてくれないの、と落ち込みます。

でも、兄の態度も、弟の態度も正解なんです。

人にはそれぞれタイプがあります。

兄は、じっくり説明を聞いて納得するタイプ、弟は、ちょっと聞いたら自分の感性ですべてを理解でき、納得できるタイプだったのです。

そう、ふたりの性格の違いを理解すれば、どちらも、ちゃんと私の言葉に納得してくれたと分かり、落ち込むこともありません。

人それぞれ、感性も納得の仕方も違って当たり前、どんな対応の仕方もすべて正解なのです。

頭のいい子に育てるためには

妊娠中の母親の、栄養の摂り方や、心の状態は、胎児に大きく影響を及ぼします。そういう意味では、育児は妊娠した時から始まっている、と言えます。

頭のいい子に育てるとは、将来、教育環境や努力によって、頭がよくなることができる健康な体と強い心を持った子に、育てるということだと思います。

乳児期も大切ですが、特に幼児期の食事は大切です。自分の意志が出てきますので、好き嫌いや偏食、野菜嫌いなど問題が多くなってきます。

偏食をしないよう、バランスのとれた食事習慣を身につけさせることが、幼児期の重要な課題です。

ミネラル類が不足すると、学校嫌いになると言われています。

知識を詰め込む前に、それを受け入れる体と心を正常にしてあげることが重要です。

毎日、バランスのとれた愛情たっぷりの食事を作ってあげることが、お母さんの大切な役目なのです。

人間の脳細胞は、酸素とタンパク質を特に必要とします。

タンパク質の中でも、特にトリプトファンが、学力に影響を及ぼすことが分かっています。

トリプトファンは、動物性食品に多く含まれているので、子ども時代は肉の摂取も必要です。

トリプトファンは、心が安定する幸せホルモンであるセロトニンの材料でもあります。

学力にも心の安定にも影響するトリプトファンなどのタンパク質が、欠乏しないように バランスのとれた食事で、充分な栄養管理をしてあげることこそが、頭のいい子に育てる秘訣なのです。


「先生の言葉を、しっかり聞ける落ち着いた安定した心」

「すぐに飽きることのない集中力」

「何にでも興味を持つ好奇心」

「そして長時間、机に向かえる健康な体」

これらが揃うと鬼に金棒。

子どもたちは、スポンジが水を吸うように、どんどん知識を吸収していきます。

ノーベル賞学者の利根川教授のこんな話を思い出しました。

心はどこにある？

実は脳にあることがわかってきました。

人間はすべて細胞でできている。細胞は分子から、分子は原子から、原子は素粒子から、素粒子は量子からできています。

量子は振動している。

その振動が波動と言われるものです。

人から出る波動で、一番強い物が脳から出る波動です。

宇宙の波動は7・5ヘルツ（ヘルツとは振動数の単位）、一番いい状態の波動です。

赤ちゃんの波動が一番それに近く、赤ちゃんの脳がすべてのものを最も吸収しやすい状態になっています。

では、人は、どうすればそのような状態になれるのでしょうか。

ひとつ目は、楽しいことを思い出して幸せ捜しをする。そうすると7・5ヘルツ状態がやってくるのです。

もしも、意地悪をされたことがあっても、「きっと私のこと思って忠告してくれているんだ」といいように考えることで7・5ヘルツの状態へ行けるのです。

怒りや、悲しみ、恨みの心を持ったら7・5ヘルツから遠のいてしまいます。

いつも、楽しいことを思い、幸せな気分でいれば、大人だって赤ちゃんと同じように宇宙の波動に近づけるのです。

もうひとつは、未来に対してイメージをはっきり持つということです。

百歳まで生きると決めると、そうなるし、私は早死にするんだと考えると、そうなっていくのです。

病気も治すと決め、笑顔で退院する時のイメージを、ありありと想像することで治っていくのです。

利根川先生のこの話を聞いた時は、本当にすごいと心から納得しました。

赤ちゃんの波動が、すべてのものを一番吸収しやすい状態とするならば、それに近づけるようにし、いい教育環境から知識をどんどん吸収していけば、頭のいい子に育っていくと思います。

また、ある先生から聞いたこんな話も。

心を健やかに育てるとは、脳をうまく育てるということ、脳も心臓や肝臓と同じように臓器です。臓器が健全に育つには、適切な栄養が欠かせない、特に幼児期の栄養は、脳の発育、すなわち知能、心の発育に重要です。

脳内のＤＮＡ（デオキシリボ核酸）の量が多ければ、脳内での神経回路も豊かに育ちます。栄養不良で育つと、ＤＮＡの量が普通の半分しかないということもあります。幼児期の栄養不良は、神経回路の未発達だけでなく、成人してからの社会的成功にも影響してしまう可能性もあります。

このような内容だったと思います。

このおふたりの先生のお話からも、幼児期の心の持ち方や栄養状態、それらが、いかに大切かが分かります。

頭のいい子に育てるとは、きちんとした食事を与え、心も体も、健康に育てるということなのです。

勉強が一番簡単なこと

子どもさんが、なかなか勉強してくれない、世の中の多くのお母さんの悩みだと思います。

でも、勉強することって一番成果の現れやすい簡単なことなんです。

例えばバイオリニストとして、あるいはピアニストとして、超一流になりたいと思ったとします。

ある程度のところまでは、努力でいけると思いますが、先天的に音楽的感性が備わっている人と比べると、どんなに努力しても追いつけない部分があります。

一流の野球選手になりたいとします。毎日毎日、努力して練習したら、これもある程度までは上手になりますが、生まれ持った体格、スポーツのセンスなど、どうしても努力では補えないものが、あることは事実です。

ところが勉強は、努力すれば、ちゃんと結果が出るのです。

確かに記憶力などは、個人差があります。本を一度読んだだけで、覚えてしまう人たちもいます。でも、覚えられなければ、十回でも二十回でも読めば、いつかは記憶できるものです。他の人が、一時間で覚えられることを、自分が覚えられないなら、十時間でも、二十時間でも努力さえすれば覚えられるのです。

生まれつきの才能や感性がなくても、努力である程度、達成できるのです。

そう、勉強が一番努力の結果が出やすい、簡単なことなのです。

子どもたちが、少しでもこのことを知ってくれたら、お母さんたちの悩みも、ずいぶん減ってくると思います。

目覚める遺伝子

私が、長年遺伝子の研究をなさっている村上和男先生のお話に衝撃を受けたのは、二十年近く前のことです。内容はというと、

遺伝子とは、親から子へと伝わっていく生命の設計図です。人の遺伝子情報は細胞の核の中にあるＤＮＡに刻み込まれています。私たちの体はこのような細胞でできています。

たまたま爪になる遺伝子がオン（働くこと）になった細胞が「爪」に、たまたま髪になる遺伝子がオンになった細胞が「髪」になったのです。

眠っている遺伝子は、環境や外からの刺激、こころの作用で変化し、目を覚ますことがあり、遺伝子はオンになったり、オフ（眠っている）になったりするのです。

体の中には発がん遺伝子と、がん抑制遺伝子があり、両者のバランスが崩れた時に、がんが発症することが分かっています。

ならば、発がん遺伝子はずっと眠っていてもらいたい。

では、良い遺伝子をオンにし、悪い遺伝子をオフにするにはどうしたらいいか。

「環境を変える」

「自ら人との出会いを求める」

「自然と触れ合う」

そして、一番大きなカギを握るのが、「こころの持ち方」なのです。

女性が恋をすると急にキレイになるとか、末期がんを宣告された人が、モンブラン登頂に挑戦したら、免疫力がアップしたとか、良い環境におかれると遺伝子に影響を与え、いい状態になっていく。

ならば、充実した人生を送るためには、こころを通じて良い遺伝子を、イキイキ目覚めさせればいい。


というような内容だったと思います。


私は、このお話を聞いた時、衝撃とともに、とても感動したのを覚えています。

「爪」は、たまたま「爪」になっただけだ、というのです。

もしかしたら、「耳」の遺伝子がオンになっていたら、「爪」になるはずの細胞が「耳」になっていたかもしれないのです。

ビックリです。実に興味深いお話です。

あれから遺伝子研究が進んで、iPS細胞などすばらしい研究結果が、たくさん出てきていると思いますが、どんな場合も、遺伝子をオンとオフにするには、「こころの持ち方」などその環境がいかに大切かということですよね。

どうしたらできるか

私は、健康のことを学んでいて、いつも思います。

健康になる方法と、人生をより豊かにする方法は、まったく同じなんだと。

健康を損ね病気になった時、どうしたら治せるか、治療法を見つければいいのです。

人生で、問題にぶつかった時、どうしたら解決するのか、方法を、見つければいいのです。

希望をもって諦めなければ、解決方法は、必ず見つかるのです。

私は、テレビを見ていて気になることがありました。悩み相談番組で、

「家庭の経済状態があまりよくないので、自分は、将来に希望が持てません」

「母子家庭なので、自分は、大学進学を諦めるしかありません。どうしたらよいでしょうか」

という相談だったと思います。


そんな相談に対して、専門家と称する先生方の答えが、

「そうですね。これは深刻な問題ですね。いわゆる〝負の連鎖〟というもので、世代が代わっても、続いていくんです」と。


私は、テレビに向かって反論しました。

どうしたら、解決できるか、方法を見つければいいだけなのにと。

病気になった時と同様、信じて、決めて、希望を持って、方法を見つければいいだ

けなのにと。

経済的に恵まれない家庭に育ったなら、自分はどうしたらもう少し豊かな家庭を築いていけるか、そのためにはどんな職業についたらいいのか、それに向かって諦めずに準備していけばいいのです。

母子家庭で、大学進学が難しいなら、昼間は仕事をして、夜間の大学へ行ってもいいし、それも無理なら、何年か働いて学費と生活費を貯金してから入学してもいいし、奨学金を貰いながらでもいいし、進学できる方法を諦めずに見つければいいのです。

「負の連鎖」なんて、初めから諦めてしまっている、私の一番聞きたくない、悲しい言葉です。人生を決して諦めて欲しくないのです。そして、同じように病気になっても「諦める」ことだけはして欲しくないのです。

シングルマザー　がんばれ!!

私の父は、私が四歳の時に他界し、母子家庭に育ちました。

母の時代の人たちは花嫁修業をして、年ごろになったらお嫁に行く、そんな人が多かったようです。母もそうでした。

そして、四歳の私と、一歳の弟の二人を抱えて、たった六年間の結婚生活で父との別れが来てしまったのです。

夜、私が弾く下手なバイオリンの演奏を聴きながら、上機嫌でお酒を飲み、寝入ったその日の夜中に、「うーっ！」という声が聞こえたと思ったら、父はもう亡くなっていたのです。一瞬の出来事だったそうです。

私が今、ひとりでも多くの人に、健康になって頂きたいと、この仕事を選んでいるのも、あまりにも突然だった父の死があったからかも知れません。

そんな母も、きっと、どうすれば、この子どもたちを幸せにできるか、考え、決め、信じて、諦めずに、方法を見つけ続けたんだと思います。

母のおかげで、まだ大学に進学する人も、そんなに多くなかった半世紀も前に、私は薬科大学、弟は大学院まで行くことができました。

何の資格もなかった母が、女性の職業も少なかった六十五年も前に、父と死別しひとりに、と思うと私たちには想像もできない大変な苦労があったと思います。女ひとりで大学にやれるわけがない、誰かパトロンがいるんじゃないかとか、陰口を言われたこともあったと何年か前に母から聞きました。でも当時、母がそんな素振りすら私たちに見せずにいてくれたお陰で、私は大学時代もアルバイトもすることなく母からの仕送りで、のびのびと学生生活を満喫することができました。

本当に感謝しています。

私事になってしまいましたが、諦めずに、信じて方法を探せば、人生は好転していけるという点では、私の母の話も、母子家庭の方の励みになればと綴《つづ》ってみました。お母さん、子どもたちのこれからの人生は、あなたが決めればどんな未来もつかむことができるのです。

シングルマザー、希望を持って頑張れ!!

人生も、体の健康も、どんな状況でも、諦めなければ、道は開けるのです。

キャンサーギフト

キャンサーギフトという言葉をご存知でしょうか。

「がんを経験したからこそ得られたもの」

「がんになったことによって、いろんな気づきがあり、その後の人生が、より明るく充実して生きられた人」

などが、キャンサーギフトと言われています。

でも、もっと広げて解釈をすると、がんではなくても、いろんな辛い経験をしたことによって、後に、より周りに感謝できたり、より幸せを感じたり、小さな事に感動できるようになる、そんなことも、私は広い意味でのキャンサーギフトなのではと思います。

私に起こったキャンサーギフトと思えたことを、ふたつほどお話ししようと思います。

まずひとつ目は、

私は、結婚前から続いたいたずら電話に悩まされていました。結婚後も十数年それは続きました。

その犯人は、未だに分かりませんが、人を苦しめる方法を思いつくことに関しては天才ではないかと感心するほどです。こんなにも手のこんだ、いたずら電話の方法を考え出したんですから。

実家に、何度も何度も無言電話が、かかってくることから始まり、その電話の範囲がどんどん広がっていったのです。

母の姉妹の嫁ぎ先、もうとっくに亡くなっている父の実家、父の兄妹の家、私の従兄弟の家にも。

最初は自分の家だけだと思っていたのに、その事実を知った時の衝撃は、言葉では言い表せません。

自宅には、無言です。が、その他の家には、私たち親子の事実ではない、ひどいことを声を変えて言いふらしていたようです。


結婚した後も、一日に四十回以上の無言電話が夜もかかってきます。主人は、そのころ、激務が続いていて、真夜中でも会社から呼び出しがあるので、電話線を抜くこともできません。当時は、黒電話で、今のように、迷惑防止システムなどなく、携帯電話もない時代です。私は、主人の体が心配で、できるだけ睡眠時間をとって欲しいと思い、夜は電話のそばでベルが鳴るか鳴らないかの時にすぐ受話器を取る、という生活が十数年ほど続き、夜はほとんど眠ることができませんでした。

相手が分からないというのはすごく不安です。そして恐怖です。


こんなにいろんな所に、いたずら電話をかける犯人です。

もしかしたら犯人が、子どもが幼稚園から帰る途中に、何か危害を加えるのではないかと不安になり、私の心配はどんどん膨《ふく》らんでいきました。

心配していたような出来事はなく無事に数年が経過したので、とりあえず犯人は、危害は加えない人だということだけは分かり、ほっとしたのを覚えています。


その後、さらに、いたずら電話の範囲は広がり、私が住んでいる近所に、かかるようになったのです。

私をよく知る友人は、どんな内容の悪口でも聞き流してくれましたが、私が知らない人の家にも、電話がかかっていたことが分かった時は、どうしていいか分からず途方にくれました。

一軒一軒、お詫びして回りましたが、解決できないもどかしさに、本当に気持ちはどん底に落ちていきました。

知り合いの県会議員さんの紹介で、警察署長さんにもお会いし、何とか逆探知ができないかとお願いしましたが、「お金を要求する」とか、「殺す」とかの言葉がでていない限り何もできないと言われ、私は思わず、「私が、ノイローゼになって、自殺でもしたら、動いてくれますか?」とたずねてしまった時の答えが、「ハイ、その時は動きます」のひと言でした。

何度、電話番号を変えても、どこに引っ越しても、かかってくる電話、犯人が死なない限り永遠に続くんだと、諦めるしかありませんでした。

ある時、私たち家族は主人の転勤で遠方に引っ越しをしました。

何と驚いたことに引っ越した日から、電話はまったくかからなくなったのです。

一日中、電話が鳴らないのです。

十数年、耐えてきた恐怖の電話がかかって来ないのです。

この時の幸せ感、天にも昇るような開放感、安堵感は、これもまた経験した人にしか分からない感覚だと思います。


他人は、「誰かに恨まれるようなことをしたんだろう」とか、「昔、おつきあいしていた男性じゃないのか」とか、いろんなことをおっしゃいます。何度も何度も考えましたが、犯人には心当たりがありません。電話がこなくなったということは、きっと犯人は亡くなったのでしょう。


私に平穏な毎日が、やっとやってきたのです。

ただ、電話がかかってこないだけで、こんなに幸せを感じる人は、まずいないと思います。

私は、今でも、日々その幸せを実感しています。

他の人にとっては何ともない日常でも、捉え方ひとつで幸せになれた私のような人がいることを知っていただければ、たとえ、どんなことが起こっても、いつかきっと違う捉え方ができる日がやってくるということを、信じてもらえると思います。

今の、私には、あの不安な毎日の経験があったからこそ、どんな状況でも、受け入れ、捉え方を変え、幸せ感に変換できる能力が備わったと思います。

もうひとつのお話です。

私は、ずっと目の病気を持っていました。

先生からは、「今は様子をみましょう、経過観察が必要なので、毎月診察を受けて下さい」と言われ通院を続けました。

診察の日は、朝からドキドキ。

もしかしたら、症状が進んでいて「失明するかも……」と言われるのではないかと、心配しながら診察を受け、「まだ、大丈夫そうなので、様子をみましょう。でも、一か月後には必ず来て下さい」と言われ、今月も何とか大丈夫だったとほっと胸をなでおろす。

この繰り返しが、二十年続きました。本当に辛い、そして長い年月でした。

蛇の生殺し状態です。

「手術するなり、何なりして、早く何とかして！」と、叫びたくなる不安な毎日でした。

ハッキリしない状態というのは、本当に、人を不安と恐怖に落とし入れるものです。

二十年ほど通院が続いたころ、いよいよ目が見えにくくなり、どうしようかと思っていた時、テレビで、あるお医者様の紹介をしている番組を見ました。

この先生に相談しよう。ひらめいた私は、なんとか、先生にお会いすることができました。

そして、手術という運びになり、「きっと、治してあげます。が、もしかしたら失明する可能性も、〝ゼロ〟ではありません」

先生にそう言われましたが、何故か、私には「この先生は絶対に治して下さる」という確信があり、そして、手術時間は少し長引きましたが、無事成功し、今があります。

その時の気持ちを投稿していた私のフェイスブックの記事を、抜粋させて頂きます。

五月十日
ゆっくりとした時間の中で、鮮やかな空の青、木々の緑、花々の色、目に飛び込んでくるすべてに感動しています。
二か月前、もしかしたら、左目が見えなくなるかも、という状況になり、不安でいっぱいだったことが嘘のようです。
そして、こうも思いました。私はいつも健康のアドバイスをさせて頂いていますが、目の不安があっただけでこんなに心が辛く、落ち込むのに、こんな私がその方に本当に寄り添えていたのだろうか、まして命と向き合っている方に……。

これからは、もっともっと誠実に話をお聞きしなければと決心した瞬間でもありました。

六月七日
昨日は、目の手術から、三か月目の検診、「経過は完璧です。もう通院しなくていいですよ。おめでとうございます」。

先生の言葉に思わず万歳！

ルンルン気分で夕方の同窓会に出席。

もうその時は、三か月前の不安いっぱいの私ではなく、薬をたくさん服用しているのに「元気だよ」、と錯覚している同級生に「それって全然治ってるわけじゃないから」とアドバイスをしている普段の私に戻っていました。

その夜は、都内に宿泊。

もう大丈夫、と太鼓判を押された目で見る翌朝の東京の空は、感慨深い、それはそれは美しい青空でした。


今でも、この投稿を読む度《たび》に、その時の感動と感謝が蘇ってきます。

「いたずら電話のない、何気ない一日が、かけがいのない幸せな日々だということ」

「朝、目覚めて、鮮やかな空の青色が見える幸せを、感じることができるということ」

辛い経験があったからこそ、その後の考え、感じ方が変わって、幸せに思えること、それこそがまさに、私にとってのキャンサーギフトだと思えるのです。

人生は選択の連続

人は、朝、起きた時から、今日はどの服を着ようか、朝食に何を食べようか、どこに行こうか、何をしようか、そして、どの学校を選ぼうか、どの会社に就職しようか、誰と結婚しようかなど、日々が選択の連続です。

自分の人生も、体も、すべて自分の選択の結果です。
今の人生も、今の体も、今のものではありません。
過去に自分が選択した結果が、今の人生と体を作っているのです。
過去の選択の結果、今の病気になったとしたら、治療をして、いったん治ったとしても、その後の生活で、今までと同じ選択を続けていけば、また、同じ結果を招いてしまいます。

病気になった後で、これまでと違う選択をして、生活習慣を変えた人だけが、未来の健康を、手に入れることができるのです。

過去の選択の結果、今の人生があるのだとしたら、もし、もっと違う人生をと願うなら、今から選択を変えていけばいいのです。そうすれば、素晴らしい未来がやってくるのです。

最後だとわかっていたなら

歌手のクミコさんの「最後だとわかっていたなら」という歌があります。アメリカでの9・11のテロの追悼式集会で朗読され、大きな反響を呼び、世界に拡散された詩を和訳したものだそうです。心に染み入ります。

歌詞の一部を抜粋します。

♪今日という日が最後だとわかっていたら
一言でいい「あなたを愛している」と

私は伝えただろう
（中略）
あなたがドアから出るのを見るのが
最後だとわかっていたら
キスして、そして、またもう一度
呼び寄せ抱きしめただろう

「ごめんね」「許してね」「ありがとう」
そんな気持ちを、時を惜しまず伝えられたら
きっと今日を後悔しなかっただろう♪
（後略）

原作／ノーマ コーネット マレック　日本語訳／佐川　睦

私たちは、明日も必ずやって来ると思って、何気なく過ごしがちですが、この歌詞が教えてくれるように、後悔のない「今」を送りたいですね。

「贈り物」を英語では「プレゼント」といいますが、この「プレゼント」という言葉には、もうひとつ「今」という意味があります。

誰かが言っていました。

「今」は、神様からの「人生の贈り物」だと。

「今」と「贈り物」が「プレゼント」というひとつの言葉で表せるなんて素敵です。

神様からのプレゼントである「今」を大切に、精いっぱい人生を生きていくこと、とっても大事ですね。

人生、何ひとつ無駄はない

七十年、生きてきて思うこと、それは、

「人生、何ひとつ無駄はない」

ということです。

「ホルモン剤で体質が変わってしまったから、薬に興味を持ち薬大へ」
「父を早くに亡くしたから、健康に役立つ仕事をしたいと、今の仕事があり」
「あの悪夢のような、いたずら電話の十数年があったから、今の毎日が夢のような
解放感でみたされている」

「失明の危機があったから、見ることができるということに心から感謝し、感動できる」

ひとつ一つは、辛い出来事でしたが、それらがあって、今の私がいるのです。

そしてそして一番大きなことは、腸が弱かったからこそ、腸を変えることで人生が百八十度変わり、こんなに腸のことを好きになったのです。

人は、あの時、違う選択をした方がよかったのではと、後悔する時があります。でも私は、自分で考え、その時、その時の判断で選んだのだから、どんな選択もベストだったのだと今は思っています。

あの時があって、今があるのですから。
私の友人が、ある書家から頂いた、私の大好きな言葉を紹介します。

「すべてはきっと、いつかのいい日のためにある、
進み続けよう前に、喜びに向かって‼」

第三章　いっこさんの何でも相談室

【Q】肌を美しくしたいので、コラーゲンたっぷりの食品を食べたり、化粧品を使ったり、努力しているのですが、なかなか結果がでません。どうしたらいいでしょうか。

【A】コラーゲンを化粧品として、直接皮膚につけたとしても、分子が大きいので皮膚からは吸収されにくいと思います。

また、コラーゲンを食べたとしてもコラーゲンは、体の中に入ると一度アミノ酸に分解されます。そして、今度は体の中で、いろんな大切なタンパク質に合成されるのですが、必ずしもコラーゲンに合成されるとは限りません。

もし、コラーゲン以外に、体に必要なタンパク質の中で足りていないものがあれば、分解されたアミノ酸は、その足りないタンパク質をつくるために利用されてしまい、コラーゲンに合成されない可能性もあるのです。

なので、体内で確実にコラーゲンを作る働きを、より高めることが必要となってきます。

コラーゲンだけでなく、体に必要な他のタンパク質も十分に作ることができれば、おのずと体内のコラーゲン量も増えてきて、肌のうるおいもでてきます。

それには、体の各器官が活発に働いてくれることが大切です。バランスのとれた食事をし、必須栄養素を十分摂り入れ、体の代謝を高めること、これが、肌を美しくするための絶対条件です。

いずれにしても、体に必要な栄養素が、バランスよく補えていれば、その栄養素が細胞を元気に働かせて、自分でコラーゲンを作ることができ、美しい肌を手に入れることができるのです。

必要な栄養素の補給には、アロエベラジュース、ポーレン、プロテインがお勧めです。

【Q】不妊治療をしているのですが、なかなか子どもができません。

【A】きちんと規則正しく生理があれば妊娠するはずです。では何故妊娠できないのでしょうか。


「器質的に欠陥がある（無精子症、卵管が詰まっている、など）」

「精子に元気がない」

「精子の数が少ないので受精する確率が低い」

「卵子が老化している」

など原因はいろいろです。


器質的に欠陥がある場合は、病院で診察を受ければ分かります。

器質的な欠陥がない場合は、まずは、夫婦おふたりの健康状態を、改善する事が大切です。


元気のない精子と卵子だと、たとえ受精したとしても育ちにくくなります。

まずはバランスのいい栄養を摂り入れ、体の臓器の細胞を元気にし、元気な精子と卵子を作れるような体作りをしましょう。

また、それらの栄養を、吸収してくれる腸のケアも忘れずに。

栄養が体の隅々まで行き届くと、卵巣も正常な働きができて、本来の役目を果たしてくれ、元気な卵子を作ってくれます。男性も栄養が十分体の中に入ってくると、元気な精子を作ることができ、そして、妊娠へとつながっていくのです。


この時、心の持ち方も影響します。

「子どもが欲しい、欲しい」といつも思っていると、ストレスで体の機能が落ちてしまいます。

当然、妊娠に関係する臓器も働きにくくなり、受精する可能性も低くなります。

「子どもが欲しい」という強い気持ちは、よく分かりますが、おふたりで栄養を摂り入れることで体を整え、後は、希望を持って、ゆったりとした気持ちで待ちましょう。

「不妊治療をしていたけれど、副作用がきつくて中断しています」

「年齢的に妊娠しにくく、心配です」

「何度妊娠しても、途中で流産してしまいます」

右のような相談に来られた方々も、皆さん食改善をし、アロエベラジュース、ポーレン、プロテインなどで必須栄養素を補い、そして心の持ち方も変え、穏やかに過ごされた結果、ほとんどの方が、無事に妊娠、出産されました。

「栄養を見直すだけで?」、と思われるかもしれませんが、バランスのいい栄養を入れて、体の細胞ひとつひとつの本来の働きを、取り戻すこと、それこそが、本当に大切なことなんです。

こんなことぐらいでと思われるでしょうが、体にいい栄養を摂り入れることで赤ちゃんを授かった方は、大勢いらっしゃいますよ。

【Q】花粉症で長年悩んでいます。何とかならないでしょうか。

【A】さあ、私が前述した「奇跡の食品」の出番です。

花粉症は花粉（ポーレン）で改善しましょう。科学的なメカニズムは、はっきりしていないと思いますが、私がアドバイスしたほとんどの方が、ポーレンを摂り入れて症状を改善しています。

受験勉強を頑張りたいのに、花粉症で、涙や鼻水でグチュグチュ、勉強が手につかなかった小学四年生の男子、ポーレンの愛用を続けることで花粉症が改善しスッキリ、みごと合格です。

また、こんな例も、

ご近所の方が、三十年来の花粉症でずっと悩んでいました。あまりに辛そうな様子をみて、私はポーレンを摂り入れることをお勧めしました。

数か月後、「何をしても、治らなかった三十年来の花粉症が、こんなものでと思って、信じていなかったの。でも、本当に楽になってきたの」と、喜んで下さいました。

お医者様は、花粉が花粉症に効くと言っても、科学的なエビデンス（証拠）を示せと、よくおっしゃいますが、私は、たくさんの人の体験も、立派なエビデンスだと思います。科学が自然の神秘に追いついていないことも、多々あると思うのです。

花粉症というのは涙や鼻水を出すことで、花粉を追い出そうとする状態になることです。これは花粉が体にとって異物だと勘違いして、追い出そうとする免疫の過剰反応です。

ポーレンで花粉症が改善するのが何故かはまだ、はっきり解明されていないと思いますが、ポーレンによってバランスのよい栄養を入れることで、免疫細胞が元気になって、正常な働きができるようになり、その結果、改善していくのではないでしょうか。また、花粉に少しずつ慣れていく作用も関係しているように思います。

私に相談に来られた方は、ポーレンを摂り入れることで、皆さん花粉症を改善されています。私は、日本中の花粉症で苦しんでいる方に、「ポーレンを試してみて下さい」と大声で叫びたいほどです。（笑）。

【Q】私はリウマチで、とても合うお薬にめぐり合い、友人と旅行したりして楽しんでいました。ところが、最近その薬を飲むと、胃の調子が悪くなって食欲がなくなるので、薬が飲めなくなり、リウマチの痛みを抑えられなくて、旅行を楽しむことができなくなりました。このお薬を続けたいのですが、何かよい方法はありませんか？

【A】私は、薬はできるだけ飲まないようにと、常々言っていますが、この方の場合、上手にリウマチと付き合っていくために、薬は必要なものでした。せっかく楽しめていた旅行ができないのは、とても残念なことです。

そこでアロエベラジュースとプロポリスとプロバイオテック（乳酸菌とビフィズス菌がカプセルに入ったもの）をお勧めしました。

アロエは胃の粘膜を保護し、炎症なども抑えてくれます。

プロポリスも免疫の作用を助けてくれ、豊富な栄養素を供給してくれて、副作用を軽減してくれます。プロバイオテックはもちろん大切な腸をサポートしてくれます。

これら三種類の愛用を続けることで、胃の調子もよくなり、

「ありがとう、随分楽になって薬を飲めるようになり、旅行にも行けるようになりました」と嬉しいお言葉を頂きました。

「薬を飲み続けるためにも、体の負担を軽減するのに栄養が必要」「薬を減らすためにも、バランスのいい栄養が必要」、どんな人にも、バランスのとれた栄養素は必要なのです。

【Q】C型肝炎で新しい治療薬の服用を勧められたのですが、副作用が恐《こわ》くて決心がつきません。どうすればいいでしょうか（十五年前のことです）。

【A】C型肝炎はウイルスの感染によって起き、放置すると、やがて肝硬変や肝臓がんに至る恐ろしい病気です。

この方は、「リバビリン」と「ペグインターフェロン」の併用を勧められました。それまでは、インターフェロンが最も有効でしたが、ウイルスを完全に除去できて治るのは、患者の五パーセントに過ぎませんでした。

それに比べて、この勧められた新薬リバビリンとペグインターフェロンで一年間治療をすれば、約五〇パーセントの難治患者が治るというのです。

治癒率が大幅に向上したのに、この方は副作用が恐くて、この新薬での治療を受ける決心がつかなかったのです。

副作用がひどくなると、治療はストップせざるを得ません。一年間続けられなければ、それまでの治療が無駄になってしまうということなのです。

そこで私は、副作用を緩和をするために、アロエベラジュースとプロポリスを同時に摂ることをお勧めしました。そして、新薬での治療を始めました。

その結果、副作用も比較的軽く、髪の毛が抜けた時のためにと用意した帽子も使うことなく、無事に一年間の治療を終えることができ、C型肝炎ウイルスはゼロになるという、嬉しい結果報告がありました。

C型肝炎に限らず、どの病気の治療でも薬の副作用はあります。副作用を軽くすることで、望む治療を受けられるためにも、体をケアしてくれるこれらの補助食品は、大きな役割を発揮してくれます。

もう一例、C型肝炎の方のお話を。

七十二歳の女性です。

年齢を考慮して、一種類の薬だけで治療をしたとのことでしたが、結果が思わしくありませんでした。「先生からリバビリンとペグインターフェロンを併用するという治療方法もありますが、最初の治療の副作用で体力が落ちていたことと、年齢的なことも考慮すると、このふたつの薬の併用は無理かもしれない、と言われた」と私の所に相談に来られました。

私はアロエベラジュースとプロポリスをお勧めし、同時に食事のアドバイスもした結果、間もなく体力も回復して、この方はこのふたつ薬の併用治療を受けられるようになりました。

治療中の、副作用軽減のために、アロエベラジュースとプロポリスは続けて頂きました。そして、彼女も、めでたくC型肝炎ウイルスはなくなり、元気になられたのです。

現在では、このころと違ってC型肝炎の治療研究が進み、薬を飲む期間も短縮してきていると思いますが、新薬ができても副作用は必ずあります。副作用のせいで治療を断念することなく続けるためにも、これらの栄養豊富な補助食品のサポートが必要だと思います。


【Q】子どもが肉ばかり食べて野菜を食べないので困っています。

【A】成長期の子どもたちにとって、動物性のタンパク質を摂取することは、とても大切です。特に、脳にとって重要な栄養素です。

肉を食べる量が多すぎることと、食べた時に、うまく消化吸収できずに腸に残ってしまうことが問題なのです。

肉をきちんと体のために利用できるようにするには、一緒に野菜を摂ることです。少なくとも肉の三倍量の野菜が必要です。

子どもにはこう説明したらどうでしょう。

「お肉は体にとって、とても大切な食べ物だけど食べ過ぎたり、一緒に食べる野菜が少ないと、お腹の中で腐って、体に悪い物ができちゃって、病気になるかも知れないの。だから、お肉と一緒に、たくさんの野菜を食べましょうね。そうすれば、お肉は君をヒーローみたいに、強くしてくれるよ」と。

子どもたちは、きちんと説明すれば、ちゃんと分かってくれますよ。

【Q】正しいダイエット方法を教えて下さい。

【A】肥満とは、体の成分のうち、脂肪組織の割合が、増加した状態をいいます。

肥満は、過食（食べ過ぎ）が、主な原因です。

過食の原因は、必須栄養素（体に必要な四十七種類のビタミン、ミネラルなどの微量栄養素）が不足することです。

「食べたい」とか、「もうお腹がいっぱい」とか、の食欲をコントロールしているのは、大脳にある摂食中枢です。

必須栄養素が不足すると、摂食中枢は、満腹感を感じなくなるので、「もっと食べろ」、「もっと食べろ」と、指令を送り続ける結果、過食になり、肥満を招くのです。

したがって、肥満は、これらの必須栄養素が不足している栄養失調といえます。

栄養失調といえば、一般には元気のない、やせ細った人をイメージしますが、やせ過ぎの人も、太り過ぎの人も、栄養のバランスが悪いという意味で、栄養失調なのです。

そこでダイエットするためには、食欲をコントロールしている摂食中枢を正常に働かせる必要があるので、充分に必須栄養素を補うことが大切です。

その必須栄養素を補うのに最適なものとしてアロエベラジュース、ポーレン、プロテインをお勧めします。

ここでいくつか注意の必要な点があります。

① 便秘にならないようにすることです。

便秘は、毒素を発生させたり、腸壁に脂肪や宿便がたまり、必須栄養素の腸壁からの吸収を妨げます。

その結果、必須栄養素が不足し摂食中枢がうまく働きません。

② ダイエットするときに、よく脂肪はいっさい摂らないという人がいますが、人間にとって脂肪は、細胞膜を作るのに大事な役割をするものです。少しは摂り入れましょう。

③　野菜だけでは、動物性食品に含まれる栄養が摂れないので、動物性食品も必要ですが、摂り過ぎないことが大事です。

④　デブ菌といわれる腸内細菌は、白米、麺類、パン、スイーツ、などで増えるそうです。それらの、精白された食べ物は、摂食中枢のコントロールにも影響しますので、摂り過ぎないように注意が必要です。

⑤　ストレスが多くなると、代謝機能が低下して肥満を招きます。ストレスの少ない日常生活を心がけましょう。

ダイエットするには、何かを極端に制限するのではなく、

「今までより、食事の全体量を減らし（特に主食）、バランスのいい食事をする」

「摂食中枢を正常に働かせるために、必須栄養素が豊富な補助食品で補う」

「便秘をなくす」

「デブ菌を増やす白米、麺類、パン、スイーツなどをできるだけ控える」

「ストレスの少ない生活をする」

「理想の体重になった自分をイメージする」

そして、無理のない運動もとり入れながら、これらを実行していくことが大切です。

理想の体重とは、自分の感覚で、動きやすく、調子がいいと思える体重のことです。

自分の理想の体重に向かって、頑張って下さい。


【Q】私はうつ病で何年も精神科に通っています。なかなか改善しないので、このまま通院を続けていいのかどうか迷っています。


【A】こんな例があります。

十年近く、うつ病で精神科に通院していた女性がいて、ずっと精神安定剤を服用していましたが、ある時、友人のアドバイスで内科を受診、体全体を詳しく検査してもらいました。

その結果、彼女はうつ病ではなく　低血糖症だったことが分かりました。

低血糖症には、心が空白になる、頭が混乱する、集中力がなくなる、情緒不安定、自殺志向、不眠、暴力行為、自閉ぎみ、落ちつかない、いつも緊張している、イライラする、などの症状があります。

うつ病の症状と似ていますね。

彼女は、カルシウムや、それに関連するミネラルなどを補い、バランスのよい食事を続けることで、低血糖症も改善し、半年後にはすっかり元気になりました。

低血糖症とは、精神異常ではなく栄養障害なのです。


心をコントロールするホルモンの材料も栄養素です。長い期間、通院治療をしていても改善がみられないのなら、違った角度から見直してみるのも必要です。低血糖症であれ、ホルモンの材料不足であれ、栄養障害が原因ということです。

精神科だけに頼らず栄養のバランスの崩れではないかと疑ってみることも大切です。一度、体全体を詳しくチェックされてはどうでしょうか。

おわりに

出版にあたり、自分の人生を振り返った時、いろんなことを思い出しながら、感慨深くなることばかりでした。

人生を彩るのは「人との出逢い」「物との出逢い」、〝出逢い〟が人生を作っていくのだと、心からそう思うのです。今まで、出逢ったたくさんの方々、すべてに感謝の気持ちでいっぱいです。

そして、今、私にたくさんの刺激を与えてくれている、私のメンターとも言える人がいます。

私より三十歳も年下の素敵な女性です。彼女からは、学ばせてもらうことばかりです。

私の知らないいろんな世界に連れて行ってくれ、私の背中を押してくれます。彼女はどんなことでも前向きに考え、思ったことを次々に実現させていっています。

私が本を書こうと思ったのも、彼女が何事にも挑戦することの素晴らしさを、いつも見せてくれていたからです。

私の「腸の話」をいつも聞いてくれ、「腸ってすごい、すごい」と言ってくれます。人生後半での、彼女とのこの素敵な出逢いに、心からの「ありがとう」を言いたいと思います。

私はこれからも、「腸の追っかけ」をしながら、「腸が人生を変える」ということを、たくさんの人達にお話をしていきたいと、心からそう思っています。

そして、皆さんが薬に頼らない人生を送れるよう、サポートを続けていければうれしいです。
ながながと、私の大好きな「腸」のお話と「薬と健康のよもやま話」に、お付き合い頂き本当にありがとうございました。

小林　位郁心《いくこ》

【参考文献】

『自力で腸を強くする30の法則』 辨野義己／宝島社
『腸内革命』 藤田紘一郎／海竜社
『隠れ病は「腸もれ」を疑え！』 藤田紘一郎／ワニブックス
『腸で寿命を延ばす人、縮める人』 藤田紘一郎／ワニブックス
『〝腸内細菌〟がよろこぶ生活、始めましょう！』 藤田紘一郎／ワニブックス
『こころの免疫学』 藤田紘一郎／新潮社

【著者プロフィール】

小林　位郁心（こばやし　いくこ）

1949 年　大阪府生れ

1972 年　神戸薬科大学卒業

・薬剤師・臨床検査技師・ビタミンアドバイザー（UCLA CENTER）

・フットケアセラピスト・細胞矯正士・TC カラーセラピスト

総合病院、調剤薬局などに勤務の後、現在、ヘルストランスレーターとして〝薬に頼らない人生を〟〝腸の大切さ〟などのテーマで、地方自治体や企業、各種団体などの依頼により健康講演会を開催。また、個人健康相談にも対応している。

腸が変われば人生が変わる！
食事と薬と健康の話

2020 年　7 月 3 日　第 1 版第 1 刷発行
2021 年　9 月10日　第 1 版第 2 刷発行

著　者　小林　位郁心

発行者　高橋 考
発行所　三和書籍

〒 112-0013　東京都文京区音羽 2-2-2
TEL 03-5395-4630　FAX 03-5395-4632
http://www.sanwa-co.com/
info@sanwa-co.com

印刷所　中央精版印刷株式会社

乱丁、落丁本はお取り替えいたします。
価格はカバーに表示してあります。

ISBN978-4-86251-409-7　C2077